ちくま新書

間違いだらけの風邪診療

——その薬、本当に効果がありますか？

1663

永田理希
Nagata Riki

はじめに

たかが風邪《かぜ》、されど風邪。鼻・のど・咳《せき》・発熱……などの「風邪様症状」があらわれた時、あなたは医療機関に受診しますか？　薬局で薬を買いますか？

あなたのその症状は、本当に風邪ですか？　そして、その手に取った薬は、本当に効果がありますか？

2020年のコロナ禍以後、社会全体で「風邪様症状」について過敏になっています。実は2000年以降、風邪を含めた感染症診療はエビデンス（科学的根拠）に基づいた臨床推論・診断学をもとに検査や診療を行い、必要に応じた薬を処方していく時代となり、医療現場は大きく様変わりしました。本書では、風邪診療に関する昔の常識が現在の非常識であるというリアルを、日々乳幼児から高齢者まで対応している臨床最前線の現場の立場から解説したいと思います。

その風邪様症状が風邪か風邪でないかを正しく見極め、感染症診療に対処できる医師が、風邪を診ることのできるスペシャリストです。COVID－19（新型コロナウイルス／SARS－CoV－2感染症）のパンデミックにより医師の感染症スキルの差が顕在化されることにもなりました。各章で詳しく見ていきます。

私は、2006年より感染症予備校と称した「感染症倶楽部」を立ち上げ、医師や薬剤師、看護師、検査技師などの医療従事者を対象に抗菌薬の適正使用や臨床推論や診断学についての教育講演活動を継続して開催しており、地域の中核総合病院での感染管理や抗菌薬適正使用指導にも顧問医として関わってきました。現在も研修医に対する抗菌薬レクチャーを毎週行い、2年の研修期間でおよそ100回開催しています。

また、2008年に開業した石川県加賀市にあるクリニックの院長として、風邪をはじめとした様々な発熱・感染症診療を、コロナ禍もフル稼働で小児から大人まで日々診療を行っている開業医でもあります。感染症以外にもアレルギー疾患、皮膚外傷・創傷（キズ、ケガ、ヤケド）、プライマリーケア領域、漢方診療を得意分野として、メスの握れる町医者として奮闘しています。根拠のない〝なんとなくの検査〟はしない、〝なんとなく〟の抗菌薬や抗アレルギー薬などの安易な薬の処方はしない、丁寧な「説明処方箋：0円」を必ず処方することをモットーと考え、地域医療に貢献すべく、使命感を胸に日々知識や情報をアップデートしています。コロナ禍以後、地域の発熱等風邪診療・検査外来や後遺症専門外来も立ち上げ、県内外からの多数の患者さんに対応しています。

本文の各章では、「風邪様症状」のある患者さんが受診すべきタイミング、受診したとして「見極めスキル」のある医師はどこをどう診《み》てどう治療しているのか、処方薬ごとの目的と意味、メリット・デメリットなどについて、最新の論文やエビデンスに基づいて臨床現場目線からわかりやすくお話しします。この書籍を最後まで読んでいただけたら、どういう医師が発熱・風邪診療において信頼できるかも見えてくるはずです。

また、マスク・消毒・ワクチンなどコロナ禍以後知っておきたい感染対策についても「間違った知識」と「正しい知識」を具体的な根拠を提示しながら紹介します。感染症診療を正しく実践しながらコロナ患者にも対応している医療機関こそ、実は一番安心して受診できるというリアルが見えてくるはずです。

これまで医師、薬剤師、看護師などの医療従事者向けに小児〜成人の上気道感染症や風邪の診かた・治しかたなどの単著を2冊執筆し、共著も多数手がけ、講演活動もしてきました。変わらなければならない風邪診療のリアルを患者さんとなる読者の皆さんに知ってもらうことで、日本の感染症診療のボトムアップを願い、また、慣習的多剤処方、医療費の圧迫、耐性菌の増加の歯止めとなればとの想いで執筆しました。コロナ禍以後の「シン・風邪の常識」として、皆さんの健康を守る一助になれば幸いです。

あなたのその薬、本当に効果がありますか?

さっそく、風邪に関するリアルな話を始めていきましょう。

間違いだらけの風邪診療——その薬、本当に効果がありますか？【目次】

章扉写真　Shutterstock.com

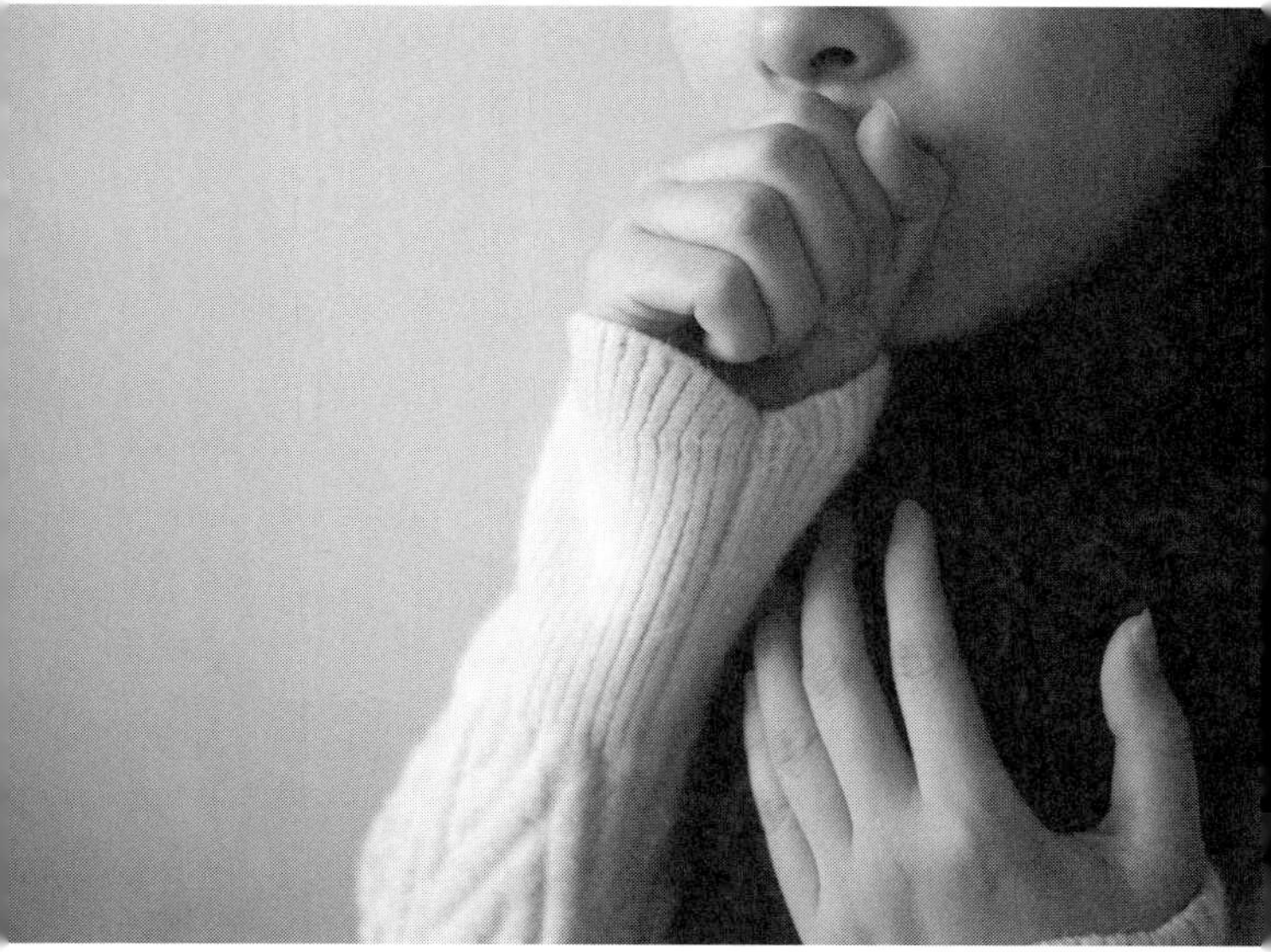

第1章

風邪(かぜ)という名の感染症のリアル

†感染症とは

そもそも「感染症」って、何でしょう？　新型コロナのこと？　肺炎のこと？　通常の風邪もそうなの？……感染症とは、体内に微生物が入り込んで増殖することで起こる病気のことをいいます。

その微生物とは、ウイルス、細菌、真菌、寄生虫などがあるのですが、通常、我々が身近でよく感染しているのは、ウイルスと細菌になります。ウイルスの大きさは、細菌の100分の1程度の大きさしかなく、電子顕微鏡でもない限り、我々人間は見ることができません。細菌は、一般的にはグラム染色という染色をすることにより光学顕微鏡で見ることができます。光学顕微鏡とは、理科や化学などで使う学校にあるような顕微鏡のことです。

大きさ以外にもっと重要な違いがあります。それは、細菌は、自分で分裂して増殖することができますが、ウイルスはできません。じゃあどうするかというと、ウイルスは他の生物を宿主にして、生きた細胞の中で複製することでのみ増殖します。

ウイルスが感染した細胞は、ウイルスが増殖して多量のウイルスが細胞外に出てくるため、死滅します。そして、増殖したウイルスがまた他の細胞に入り込んで増殖を続けます。宿主の細胞が次々と死滅してゆくことで生物は耐えることができずに死亡に至るわけです。つまり、ウイルスにとって、他の個体へ感染させ続けることが生き残るための必須条件です。そして、ヒトへの「感染力」はウイルスにより異なります。

†感染力を示す「基本再生産数」

「感染力」という言葉が出てきました。感染力とは、シンプルに言うとヒトからヒトに「うつる」力の程度のことをいいますが、「基本再生産数（R0：アール・ノート）」という数値で表します。

これは1人が感染するとそのヒトが平均して何人ぐらいに感染させるかを示し、最も高いのが麻疹（はしか）と百日咳《ひゃくにちぜき》で、誰もワクチンを接種していない集団において1人のヒトから16〜21人にうつってしまうとされています。次に高い感染力を示すのがムンプス（おたふく）の11〜14人、水痘（みずぼうそう）の8〜10人、風疹の7〜9人。インフルエンザと、2021年春（第4波）に流行した新型コロナウイルス感染症（COVID-19）アルファ株は約2〜3人といったところ。COVID-19は2021年夏（第5波）に日本国内のほとんどがアルファ株からデルタ株に置き換わり、その感染力が7〜8人と風疹や水痘とほぼ同等にまで強くなりました。そして、2021年末から2022年初めの冬（第6波）には、ほとんどがデルタ株からオミクロン株に置き換わり、感染力はデルタ株の2〜3倍と麻疹や百日咳とほぼ同等にまで強くなっているとされています。実際、その感染拡大は止まらない状態が続き、2022年の春の時点でもピークアウトが見えない状態となっています（**表1-1**）。

感染症の恐ろしさを考える際、感染力も重要ですが、感染した場合に重症化する割合や「致死率」がポイントになります。感染しても軽症に終わるのであれば恐れる必要はありませんが、重症化し死に至る感染症であれば、感染拡大をなんとしても抑えないといけません。

†致死率とは何か

「致死率」とは、そのウイルスに感染した場合の死亡する割合のことをいいます。

表1-1の中で一番致死率の高い感染症はエボラ出血熱で50％もあります。つまり、かかると2人に1人は死亡するということになります。感染力（基本再生産数）はそれほど

	基本再生産数(R_0) ：感染者１人から うつる人数	致死率 ：感染者が 死亡する割合	集団免疫率	ワクチン有効率
麻疹（はしか）	16〜21(12〜18)	0.2%	90〜95%	99%以上
百日咳	16〜21(12〜18)	生後２カ月未満 1.0%	90〜95%	92%
ムンプス（おたふく）	11〜14	稀	85〜90%	99%
水痘（みずぼうそう）	8〜10	新生児 20〜30% 全体 0.002%	90%？	97%
風疹（三日はしか）	7〜9(6〜7)	稀	80〜85%	99%以上
ジフテリア	6〜7	5〜10%	85%	99%
ポリオ	5〜7	10%	80〜86%	100%
天然痘	5〜7	10%	80〜85%	99%以上
SARS (重症急性呼吸器症候群)	2〜5	9.4%	有効ワクチン未確立	
MERS (中東呼吸器症候群)	1以下	34.4%	有効ワクチン未確立	
エボラ出血熱	1.5〜2.5	50%	流行地域限定 有効示唆ワクチンのみ	
インフルエンザ	1.4〜4(2.8)	0.006〜0.09%	50〜67%	発症率 40〜60%減少 高齢者致死率 80%減少
COVID-19 (アルファ株)	1.4〜2.5	3〜4%	60%？	２回接種 95%
COVID-19 (デルタ株)	7〜8	3〜4%	85〜90%？ ２回接種後 4〜6カ月後➡ (時間経過で効果 減少)	２回接種 45〜65% ※1 ３回接種 90〜95%
COVID-19 (オミクロン株)	感染力 デルタ株×2〜3倍 16〜21(12〜18)	0.13%	２回接種後 4〜6カ月後➡ (時間経過で効果 減少)	２回接種 5〜30% ※2 ３回接種 40〜50% ※3
風邪症候群（かぜ）	2	0.02%	有効ワクチン未確立	

※１＝入院率・重症率 80〜90%以上減少
※２＝入院率・重症率 55〜65%以上減少
※３＝入院率・重症率 75〜85%以上減少

表1-1：様々なウイルス感染症の感染力、致死率、集団免疫率、ワクチン有効率（2022.3時点。各セルの括弧内の数値は報告による違い）

高くないのですが非常に怖い病気です。

　麻疹は感染力は非常に高いのですが現在は致死率は0・2％と高くはありません。しかし、肺炎や脳炎なども起こすこともあり、非常に怖い病気です。ワクチンが国内で定期接種になったことにより、国内発症は輸入例を除いてなくなっています。

　インフルエンザは致死率は0・006～0・09％と非常に低いですが高齢者など基礎疾患のある方には致死率は上がります。抗インフルエンザ薬の経口薬であるオセルタミビル（先発品：タミフル®）をハイリスク患者さんへ早期投与することにより、約82％の重症化予防効果が期待できます（第7章で後述）。ジェネリック（後発品）も市場に出ており、薬価も1360円と非常に安価となっています。

　新型コロナウイルス感染症（COVID－19）のオミクロン株には、以前と異なり、ハイリスクの方に対し早期投与による重症化予防の高い効果が確立されている経口・点滴薬剤はパキロビッド®（経口）、ゼビュディ®（点滴静注）、ベルクリー®（点滴静注）などが出てきました。経口薬であるパキロビッド®は薬物相互作用が非常に多く使いにくかったり、どれも薬価が数万円～十数万円と非常に高額ではありますが、その重症化予防効果は約85～88％が期待できるとされています。

致死率は、デルタ株の時の3〜4％に比べ、これらの薬剤が開発されたり、ワクチン接種者が増えたなどの影響もあり、オミクロン株の時には0・13％とかなり低くなりました。しかし、インフルエンザに比べると、致死率が1・4倍から21・7倍になるとされています。オミクロン株の感染力の異常な高さから過去にないくらい感染者数が増大し、全体の死亡者数は結果として、デルタ株が主体の第5波より多くなっています。

また、デルタ株に効果のあったロナプリーブ®はオミクロン株には、もはや効果が期待できず、ゼビュディ®は、海外に出現して日本にも入り始めたオミクロンの亜型であるBA.2には効果が期待できないなど、今後、ウイルスがさらに変異することにより現在効果のある薬も期待できなくなる可能性もあります。

周囲への感染力の高い時期は、インフルエンザは症状が出て（つまり発症後）2日ぐらいでピークを迎え、約5日間ほど。それに対し、COVID-19は発症する2日前から発症後10日間と、無症状期から感染性があるうえに長期であるという非常にやっかいなウイルス感染症なのです。また、COVID-19は、罹患時に軽症であっても倦怠感《けんたいかん》（だるさ）や頭痛、咳、脱毛、睡眠障害、集中力・記憶力の低下、呼吸苦など罹患後に長期に続く様々な症状（いわゆる後遺症）に多くの方が悩まれており、その治療法もいまだに確立されていません。

やはり、COVID‐19を普通の風邪、インフルエンザと同等と考えるのは、私は臨床現場の医師としては賛成できません。このようなウイルス感染症を乗り越えるために期待したいのが「集団免疫」とされています。

集団免疫とは何か

「集団免疫」とは、人口の一定割合以上の人が免疫を持つと、感染患者が出ても他の人に感染しにくくなることで、感染症が流行しなくなる状態のことを言います。免疫を持たない人が感染者から病気をもらう可能性が低くなり、かかりにくくなります。

なお、**表1‐1**にあるようにウイルス感染症の種類によって、集団免疫を得るために必要な免疫を持つヒトの割合は異なります。しかし、これは一度獲得した免疫をずっと維持し続けることができた場合を前提にしており、COVID‐19が麻疹や風疹、水痘などの他のウイルス感染症と同様に集団免疫を持つことのできる感染症かどうかは執筆時点（2021年4月）では不明です。

基本再生産数から想定して、アルファ株はインフルエンザと同等と考え、集団免疫率は約60%と想定していましたが、より感染力の強いデルタ株に置き換わった時点では、風疹や水痘と同等の80〜90%が必要であると考えられていました。さらに感染力の強いオミクロン株の出現により、集団免疫の効果は難しいことも考えられます。今後さらなる変異株の出現により、また考え方が変わってくるものと思われます。

集団自然罹患という方法では、デルタ株が主体の頃のインドやイギリスのように犠牲者（死亡者）が多くなり過ぎることになり、やはり、有効率の高いワクチンによる集団接種が一番の安全策と思われます。第6波のオミクロン株の現状のように、ワクチンの効果として重症化予防効果があっても感染予防効果が乏しく（**表1-1**）、どれだけ多くの人に接種しても集団免疫の効果が得られない可能性もあります。COVID-19は、罹患することによる抗体持続よりもワクチン接種による持続効果の方が長いともされており、やはり、ワクチン接種が一番効果的と考えられます。

さて、そんなウイルス感染症の中で一番身近で一番多いのが「風邪《かぜ》」です。人類で風邪に一度もかかったことがないヒトはいないはずです。

頻度順位	風邪の原因ウイルス
第１位	ライノウイルス：30〜50%
第２位	コロナウイルス：10〜15%
第３位	RS ウイルス：5〜15%
第４位	パラインフルエンザウイルス：10〜15%
第５位	アデノウイルス：5%
第６位	エンテロウイルス：＜5%
	ヒトメタニューモウイルス：＜5%
	ウイルス特定不明：20〜30%

表 1−2：風邪を引き起こす原因ウイルス頻度順位

†そもそも風邪とは

そんな「風邪」ですが、そもそも風邪ってなんでしょう？ **表1−1**からみると風邪とは、基本再生産数は2・0。つまり、1人の感染者が2人にうつしてしまう感染力があり、死亡率は0・02%と限りなくゼロに近く、医学的に定義すると「7〜10日間で自然に治癒するウイルス性上気道感染症」となっています。

風邪の原因ウイルスは200種類以上あり、その中で一番多いのがライノウイルス。その次が従来のコロナウイルス、次いでRSウイルスとされています（**表1−2**）。

†風邪ウイルスの季節性と特徴・各症状の頻度

日本に四季があるように、これらの風邪ウイルスの流行時期には季節性がみられます（**表1−3**）。夏風邪の原因ウイルスであるアデノウイルス（咽頭結膜熱＝プール熱）、エンテ

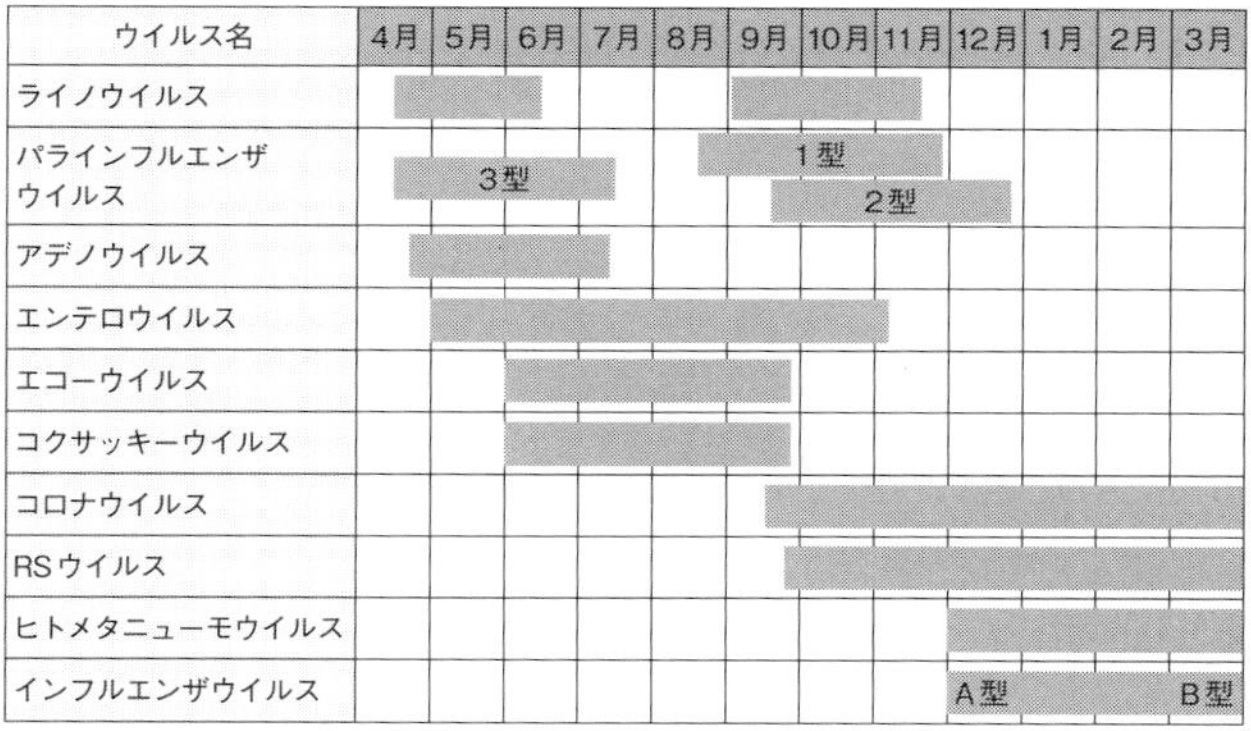

表1-3：日本における風邪ウイルスの流行傾向の時期

ロウイルス（手足口病）、エコーウイルス（ヘルパンギーナ）、コクサッキーウイルス（手足口病、ヘルパンギーナ）。冬に流行する従来コロナウイルス、RSウイルス、ヒトメタニューモウイルス、インフルエンザウイルス。春や秋に流行するライノウイルス、パラインフルエンザウイルス。夏だけでなく春や秋にも流行《はや》るアデノウイルスやエンテロウイルスといった具合です。

　コロナ禍の2021年は、乳幼児の間でRSウイルスが春から夏にかけて過去にないくらいの大流行となりました。原因は、その前の冬の時期に全く流行しなかったため、乳幼児に免疫がつかなかったためとされています。

　つぎに風邪のウイルスの各症状の頻度（**表1-4**）をみてみましょう。鼻汁、咽頭痛、咳《せき》、発熱、

	発熱	咳	鼻汁	咽頭痛	倦怠感	結膜炎
アデノウイルス（派手なウイルス）	70%	80%	70%	95%	60%	15%
コクサッキーウイルス〈エンテロウイルス属〉	35%	65%	75%	65%	30%	30%
RS ウイルス（乳児呼吸器ウイルス）	20%	90%	80%	90%	該当データなし	65%
エコーウイルス（鼻風邪ウイルス）〈エンテロウイルス属〉	10%	60%	99%	60%	45%	該当データなし
ライノウイルス（鼻風邪ウイルス）	15%	55%	90%	55%	40%	10%
コロナウイルス（鼻風邪ウイルス）	15%	55%	90%	55%	40%	10%
パラインフルエンザウイルス	30%	75%	65%	75%	70%	5%

表 1-4：「風邪を引き起こすウイルス」の各症状の頻度

倦怠感《けんたいかん》、結膜炎、といわゆる風邪症状が複数みられ、それぞれの頻度が異なっているのがわかると思います。

アデノウイルスは、多くの症状がすべてメインとして現れることが多く、私はよく講演で「アデノウイルスは派手なウイルスです」と説明します。51種類のタイプ（血清型）があり、そのタイプごとに咽頭結膜熱、流行性角結膜炎（プール熱）、風邪、胃腸炎、出血性膀胱炎《ぼうこうえん》などの多彩な症状を示します。プール熱以外は小児に多く、大人はかかりにくいとされています。

RSウイルスは現在2つの血清型があるとされ、咳を中心とした症状が現れるのが特徴で、Rは呼吸器を意味するRespiratory を意味します。特に生後3カ月以内に罹患すると重症化しやすく、生後1歳までに60%がかかり、2歳までに100%がかかります。終生免疫が獲得されないため、大人になっても何度でも感染を繰り返すウイルスです。初感染で10%ほどで肺炎を起こすことがあるので特に乳児には要注意なウイルスですが、感染を繰り返すうちに通常の風邪のウイルスと同程度の症状になっていきます。高齢になり免疫が下がってくるとウイルス性肺炎の原因となることもあります。

風邪で一番多いライノウイルスは、鼻汁症状がメインとなる風邪を引き起こし、ライノとはギリシャ語で鼻を意味します。100種類以上の血清型があり、終生免疫が獲得されないため、何度でも感染をします。

コロナウイルスは現在、ヒトに感染を起こすものは7種類あり、通常の風邪症状を起こすタイプが4種類、深刻な呼吸器症状を呈するタイプで限定的な地域で流行を起こした重症急性呼吸器症候群(SARS)と中東呼吸器症候群(MERS)の2種類、そして、新たな7種類目として2019年末から現在までパンデミック(世界的大流行)を引き起こしている新型コロナウイルス感染症(COVID-19)の原因となるSARS-CoV-2となっています。

エンテロウイルス属の中のコクサッキーウイルスは、A群は血清型が23種類あり、通常の風邪や夏風邪といわれる手足口病(手足口にぶつぶつ発生)やヘルパンギーナ(のどちんこのまわりにぶつぶつ発生)や結膜炎、ときに髄膜炎を起こします。B群は血清型が6種類あり、心筋炎、心膜炎、流行性筋痛症を起こします。同属のエコーウイルスは、現在、31種類の血清型といわれ、通常の風邪やときに髄膜炎を起こします。同属のエンテロウイルスは、4種類の血清型があり、通常の風邪や手足口病、結膜炎を起こします。

パラインフルエンザウイルスは、血清型は4種類あり、特に3型は1歳までに50％以上、3歳までには約100％が感染しますが、通常の風邪で終わるのがほとんど。しかし、2歳未満の免疫力が未熟な年齢では気道閉塞《へいそく》のリスクのあるクループ（喉頭気管支炎、第8章で詳述）や肺炎などを起こし、高齢者でもウイルス性肺炎を起こし、重症化することもあります。

†ウイルス感染症と細菌感染症の症状の違い

このように風邪つまりウイルス性上気道感染症は、様々な症状を呈します。ウイルスは中耳だけ、鼻副鼻腔《びふくびくう》だけ、咽頭扁桃《いんとうへんとう》だけ、気管支肺だけに感染するということはなく、全身への感染として、それぞれの局所の反応が強く出ているに過ぎません。例えば、のど風邪による咽頭痛は、ウイルスはのどに感染しているのではなく、のどのリンパ節や周囲の粘膜が赤く腫《は》れあがることにより、「痛み」となっているだけなのです。つまり、「1感染

→複数臓器症状」となります。

それに対し、細菌性気道感染症つまり細菌性中耳炎、細菌性鼻副鼻腔炎、細菌性咽頭扁桃炎、細菌性肺炎は、「1感染→1臓器症状」と、1つの細菌が1つの臓器に感染を引き起こします。例えば、中耳炎は鼓膜が赤いだけでなく、中耳腔内に膿《うみ》がたまることで腫れあがり、痛みや熱を伴います。鼻副鼻腔に感染を起こせば、黄色鼻汁が非常に多く、長く持続し副鼻腔の位置である頬や上顎の歯の部分が痛くなり、のどに感染を起こせば、咳や鼻炎は少なく、ひたすらのどだけが痛い。肺に感染を起こせば、咳をしていない時に息切れなどの呼吸困難となる症状がメインで、他の症状がほとんどない、などの特徴があります。ウイルスと違い、その局所に細菌が存在して増殖しているのです。

例外もありますが、その時に出ている症状である程度、ウイルス感染症か細菌感染症かを見極めることができます。

†なぜ、風邪(ウイルス感染症)か細菌感染症かの見極めが必要か

さて、なぜ、風邪（ウイルス感染症）と細菌感染症とを見極める必要性があるのでしょうか？ その一番の理由は、風邪の場合には特効薬（風邪のウイルスを直接やっつける薬）

はありませんが、細菌感染症の場合には抗菌薬（抗生物質）という名の細菌を直接やっつける治療薬があり、正しい診断のもとに適切な抗菌薬を十分量投与することにより治癒し、重症化させないで済むことが期待できるからです。

ウイルス感染症である風邪には、抗菌薬は効果が期待できませんし、細菌感染症への予防効果もないばかりか、耐性菌（抗菌薬が効かない細菌）を誘導します。さらに本当に細菌感染症となった場合に正しい診断ができなくなり、原因菌も特定できず治療が困難になります。また、抗菌薬による副作用（下痢やアナフィラキシーなど）もあるなど、風邪の治療に抗菌薬を使うことはデメリットしかないのです。

†本気でヤバい世界的耐性菌問題

耐性菌は、抗菌薬を投与して3日で誘導されると言われており、予防という名のもとで抗菌薬を使うことはデメリットしかありません。1990年代と違い、非常に多くの耐性菌が出現し、新しい抗菌薬の開発ももはや頭打ちになってしまっている現状があります。我々人類は、このままいくと安心して出産すること、仕事やスポーツ、遊びなどをすること、手術などの外科的処置を受けることができなくなってしまうでしょう。予防で抗菌薬

……。診断も根拠もなく、症状がひどいから、高齢者だから一応、抗菌薬……。炎症反応が高いからなんとなく抗菌薬……こうした判断や診療行為に対して本気で対策をとらないと、2050年には、3人に1人が耐性菌による感染症で死亡する世界になってしまうともいわれています。

この危機的状況を打破すべく、世界規模で抗菌薬の適正使用、風邪やインフルエンザなどのウイルス感染といった抗菌薬の不要な病気に使わせないというキャンペーン（AMRアクションプラン）が、2015年から日本を含む全世界で実施されています。「風邪だけど、一応、念のため抗菌薬処方」というのは、実は、感染症診療にアバウトだった昭和時代、「抗菌薬ゆとり世代」の悪しき慣習を続けているヤブ医者処方箋だということを、読者の皆さんには知っていただきたいと思います。

1990年代までよかれと思ってされていた「風邪だけど一応、念のため抗菌薬」という何となく処方薬医療はもはや見過ごすことのできない状態となっています。医学は日々進歩します。昔とった杵柄《きねづか》（知識）では戦えなくなっているのです。エビデンス（統計学的な証拠・根拠）に基づいた医療が求められており、個人のエクスペリエンス（経験）だけで医療を行う時代ではもはやありません。

風邪症状で医者にかかる目的

そもそも風邪症状で医者にかかる目的は、その風邪症状が風邪か風邪ではないのか、を診断してもらうことにあります。

風邪であれば通常の風邪なのか？　インフルエンザなのか新型コロナウイルス感染症（COVID－19）などの普通の風邪ではないウイルスなのかどうか？　また、抗菌薬を必要とされる状態（Phase：フェーズ）の細菌感染症なのかどうか、もしくはそもそも感染症ではないのか？　……を見極めてもらうために、見極められる医者に相談するということに尽きます。医療費は、そこに関わる医師の「見極めスキル」に対しての対価となります。医学は日々進歩します。日々新しいものが世界中から報告されており、昔の常識が今の非常識になることもあります。ゆえに、臨床現場に関わる医師は、一生勉強しないといけない職種であると言えます。

日本では、どこでも好きな時に好きな医療機関に自由に受診できます。残念ながら現在の日本の医療業界のリアルでは、多くの医師が風邪を正しく見極める知識とスキルをアップデートし続けているとはいえません。そして、コロナ禍によりそれがさらに顕著に露呈されてしまいました。コロナを疑う発熱等風邪診療をしていない医療機関は、感染対策についても知識や対応が十分でないことが多いリアルがあります。コロナの検査だけでなく詳細な問診と必要に応じて身体診察をして発熱等風邪診療を受け入れている医療機関は、日々知識をアップデートしながら診療対応をしているため、そちらに受診する方が感染するリスクが非常に少なく、見逃しも少ないということになります。

「解熱したら、コロナではない」という説明をする医師、コロナの検査だけ実施して「コロナの検査結果が陰性だった」としか説明しない医師、採血の炎症反応だけで「細菌感染だから抗菌薬を処方します」と説明する医師、電話だけで診察・診断もなく風邪薬だけ処方する医師（無診療処方はそもそも違法）……では、ダメなのです。

一般の非医療従事者の方も自分のこれまでの常識をブラッシュアップし、発熱等風邪症状を見極められる医療機関の医師を見極めることも必要になってきています。

次の章は、その風邪の見極めるための検査にはどういったものがあるのか？　今の日本の風邪診療のリアルをひもといていきたいと思います。

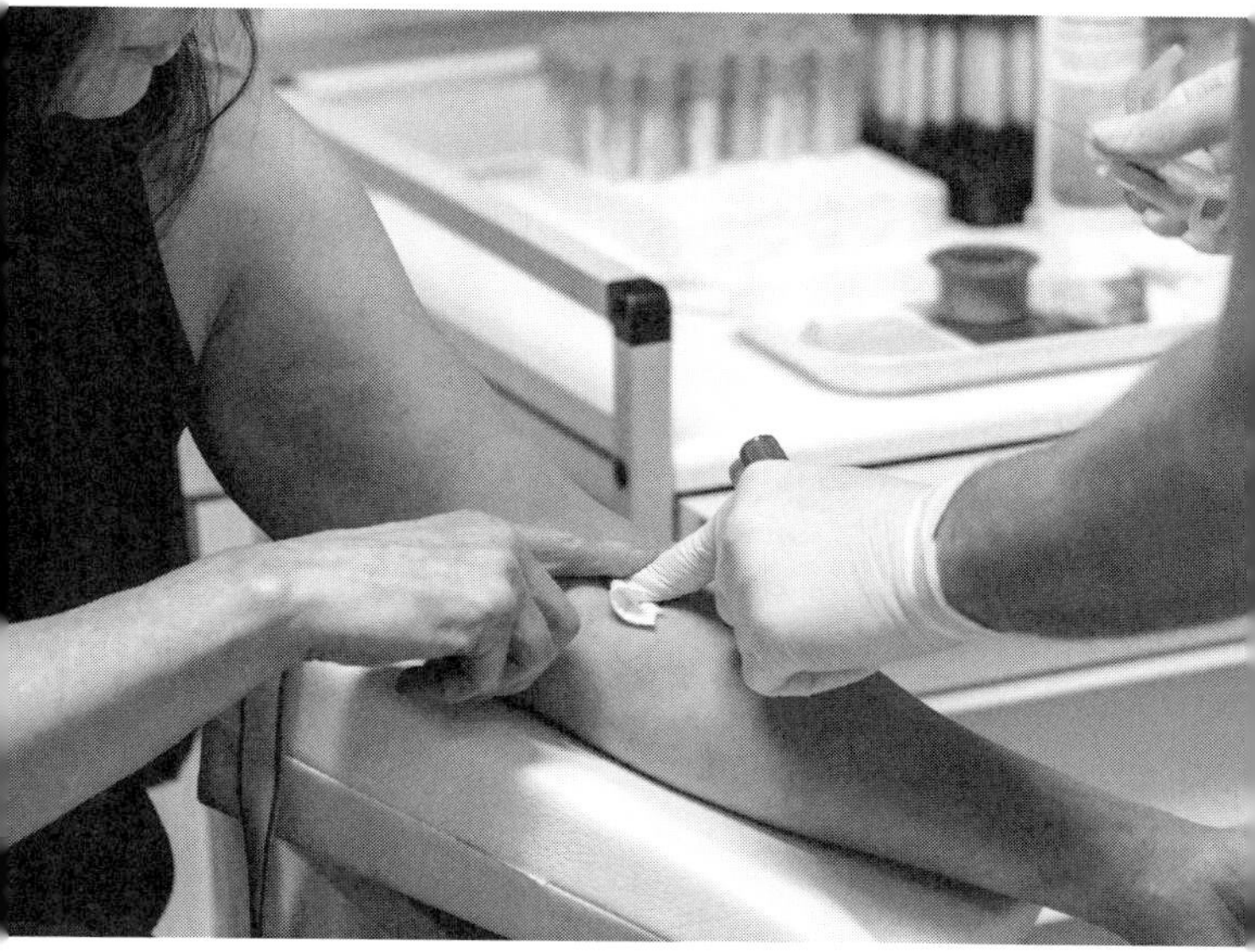

第2章

風邪の見極め検査のリアル

前章では、風邪症状で医者にかかる目的は、その長過ぎる・ひど過ぎる症状が風邪か風邪じゃないのか、を診断してもらうことにあると述べましたが、では、医師はどのようにしてその見極めを行うのでしょうか。本章では、そのことについてみていきたいと思います。

†「採血検査」で風邪を見極められるか?

風邪症状や高熱があり医療機関に受診した際に、採血をされたことがないでしょうか?その結果を見て医師から「〝炎症反応〟が高いから、抗菌薬(抗生物質)を出しておきますね」とか、「〝炎症反応〟が正常だから、風邪ですね」と説明を受けたことはありませんか?

そもそも採血検査による〝炎症反応〟とは何を指すのでしょうか?一般的にはWBC(白血球)やCRP(C反応性蛋白《たんぱく》)のことをいいます。それぞれ、何を表す指標なのかを順に見ていきましょう。

†WBC、CRPという名の炎症反応

WBC（White Blood Cell）つまり白血球は、炎症と免疫反応を担う細胞の1つです。およそ1世紀前から古典的な炎症マーカーとして使われています。

WBCは「特異度」が非常に低く、高い数値でないからといってそれが細菌感染症ではない、つまり抗菌薬が必要とされる感染症ではない（風邪を含めたウイルス感染症である）という根拠にはなりません。特異度とは、その疾患の除外率、つまり、その疾患がなければ、その検査が異常値でない割合を示します。特異度が高いほど、過剰診断（偽陽性）が少なくなります。

検査を論じる際には、「感度」という言葉も用います。感度とは、その疾患の発見率、つまり、その疾患があれば、その検査が異常値である割合を示します。一般的に検査、所見、症状については、「感度が多少低くとも特異度が非常に高い場合」には役立ちますが、「感度が高いだけで特異度が低い場合」には役に立たない、と考えられています。感度と特異度がともに高ければ誤診が減る、といったイメージです。診察する医師がこれを知らないと、検査、所見、症状で病気の診断はできないのです。しかし、どんなに感度・特異度が高い検査でも、「検査前確率」が高い、つまり、目の前の患者さんの背景や病歴、身体所見、症状など〝検査を行う前の診察〟でその病気の可能性、この場合には、抗菌薬が必要とされる細菌感染症の可能性が高いと判断される場合に採血検査を実施しないと意味がありません。「検査前確率」が低いヒトにやみくもに検査をすると誤診が増え、不要な薬や追加検査をすることになってしまいます。感度、特異度ともに90％以上あれば、かなり信頼できる検査となります。

さて、炎症反応の指標に戻りましょう。WBCは喫煙やストレス、やけどなど身近な要因でも高くなり、また、甲状腺機能亢進症《こうしんしょう》（バセドウ病）、痛風発作、消化管出血や心筋梗《こう》塞《そく》といった病気の場合でも高くなるものです。WBCが高いからといって抗菌薬を処方する理由にはなりません。通常、数時間で数値が高くなりますが、重症感染症の場合には、反対に数値が低くなることもあります。

CRP（C-reactive protein）すなわちC反応性蛋白は、炎症や組織破壊などで出たからだの信号により肝臓で合成されたタンパク質で、通常、数値として現れるのに2〜3日時間を要するものです。CRPが高いということは、どこかに炎症があるということだけを示しています。アデノウイルスなどの風邪のウイルスでも高くなります。その他、キズ、ケガ、ヤケド、骨折などの組織破壊刺激でも高くなり、悪性腫瘍《しゆよう》（がん）やリウマチ、痛風、偽痛風、薬剤熱、血管炎などの病気でも高くなります。髄膜炎などの頭部の感染症では上がりにくかったりもします。

つまり、「CRPが高くない＝細菌感染ではない（抗菌薬が不要）」もしくは「CRPが高い＝細菌感染症である（抗菌薬が必要）」とは言えないのです。

重症細菌感染症では異常に高くなる（20〜30㎎／dL）ことが多いですが、初期では上がりにくく、CRP10㎎／dL未満だからといって大丈夫とも言えません。

インフルエンザの場合に細菌感染症を合併しているかを診る評価として、CRP＞10㎎／dLを基準にした報告がありますが、これによると感度69％、特異度63％でしかなく、まったく参考になりませんでした。

丁寧な診察によりその疾患の「検査前確率」を見極めたうえで、感度と特異度を理解して検査を実施しないと誤診と過剰検査をするだけになってしまいます。しかし残念ながら、理解していない医者の方が多いというのが現実《リアル》です。[1]

米国感染症学会（The Infectious Diseases Society of America：IDSA）や英国胸部学会（British Thoracic Society：BTS）のガイドラインでは、肺炎における小児のウイルス性や細菌性の鑑別はCRPではできないため、外来で抗菌薬を処方するかどうかの基準マーカーとして使ってはいけないと明記しています。

また、ＣＲＰとＷＢＣの２つの組合せで小児の細菌性肺炎の可能性を検討した報告があります。[2]

これによるとＣＲＰ＞８・０mg／dL＋ＷＢＣ＞17・０００／μＬと組み合わせても、感度61％、特異度65％にしかならず、ＷＢＣ＞22・０００／μＬまで上げた場合でも特異度は76％まで上がりますが、感度が37％とかなり下がり、細菌感染症の根拠にできる検査ではありませんでした。

胸部レントゲンで肺炎陰影がある小児にＣＲＰで細菌性肺炎の可能性を検討した報告もあります。[3]

これによると、ＣＲＰ＞８mg／dLで感度52％、特異度72％と参考にならず、ＣＲＰ＞12mg／dLとした場合に特異度が85％まで上がりますが、感度が36％と非常に低く、ＣＲＰが非常に高ければ可能性は多少上がるが、低いからといって肺炎でないとは言えないという結果でした。

†乳幼児の場合には違うのか

肺炎髄膜炎の一番の原因となる肺炎球菌のワクチン（プレベナー13®）、髄膜炎や喉頭蓋《こうとうがい》炎《えん》の原因となる莢膜《きょうまく》b型インフルエンザ菌のワクチン（アクトヒブ®）が2011年に国内でも定期接種となる以前は、2歳未満の乳幼児が39℃の発熱がある場合にCRP＞7mg／dL、WBC＞15・000／μLの場合には重症感染症を起こしている可能性（潜在性菌血症）が高くなるため、セフトリアキソンという抗菌薬（点滴／筋注）の早期投与が必要とされていました。しかし、先述のワクチンが定期接種になってからは、それらの細菌による重症感染症が激減し、その対応は世界の常識ではなくなったとされました。[4]

これは、米国小児科学会から発刊されている小児感染症領域のバイブルである「ネルソン小児感染症治療ガイド」にも明記されていますし、いくつもの論文でも報告されています。

つまり、これらのワクチンをきちんと接種されている乳幼児であれば、発熱していたとしても全身状態がよければ経過観察で十分なのです。日本では慣習的に外来でなぜか経口抗菌薬を出されることが多かったのですが、今となっては点滴抗菌薬であっても重症感染症の発症予防効果はないことがわかっています。「何となく処方」の1つにすぎなかったのです。[5]

†4つの〝診る〟

ここまで、やや専門的な数値も交えて説明してきましたが、採血や胸部画像撮影だけでは、細菌感染症つまり抗菌薬が必要な病気かどうかを見極めることができないということがおわかりいただけたと思います。ならば、根拠に基づいた感染症診療を日々実践できている医師は、どのようにして見極めているのでしょうか？

病院にかかるとまず、医師は「診察」をします。そもそも「診察」とは、どのような行為をいうのでしょうか。患者に質問したり、患者のからだを調べたりすることを指しますが、具体的にいうと「問診」「視診」「触診」「聴診」の4つの〝診《み》る〟という名の〝検査〟をすることに始まります。

まず、詳細な「問診」を行い、背景や経緯、症状などを患者から聞き取りながら情報を診ることで、どういった病気が想定されるかを見極めます。そのうえで「視《み》えているところ」を丁寧に診る「視診」を行い、「診ようとしないと視えないところ」を診るために「触診」や「聴診」を行います。

〝検査〟とは、国語辞書によると、ある基準をもとに異常がないかを注意深く調べる、その可否、適不適などを確認すること、という意味です。採血や画像撮影などをすることだけが検査ではないのです。

4つの〝診る〟という名の検査で診断しきれないような場合や追加の情報が必要と診断した場合に、採血・画像（レントゲンやエコー）による検査などを行い、それでも診断しきれない場合に、経済的にも肉体的にも侵襲性の高い放射線や電磁波を用いたCT（Computed Tomography：コンピュータ断層撮影）やMRIなどの高度画像検査や生検（組織採取）などを行います。

患者側からすると、後者の検査ほど診断の決め手となるような印象を受けるかもしれませんが、外来診療での病気を診断する貢献度は、詳細かつ丁寧な問診による病歴確認で約80％と言われています。それをもとにした身体診察が加わり約90％、採血や画像検査などはたった10％ぐらいにしか過ぎないといわれています。[6] 4つの〝診る〟が、診断のためにいかに重要かを示しているのです。

つまり、「詳細かつ丁寧な問診」でほとんどの病気が診断できる、想定でき得るということを示しています。そして、「視診」・「触診」・「聴診」を行い、そのうえで確定診断のために必要不可欠と判断された場合には採血や画像を追加し、時に迅速検査などを実施するという流れが正しい「診察」となります。「問診」なしでは「診察」はできないのです。

4つの〝診る〟という名の検査の中で、一番重要なこの「問診」の精度を上げるためには、様々な症状や病気、検査や身体所見の感度や特異度などを幅広く理解し、日々進歩していく医学知識をフォローして自らの「見極めスキル」をアップデートしていくことが必要不可欠となります。採血や画像検査は、あくまでこの4つの〝診る〟の基本検査の補助にしか過ぎません。

実際に、問診や身体所見（視診・触診・聴診）による臨床所見とCRPを組み合わせた肺炎の可能性をみた報告では、CRP＞10㎎／dLの場合には、肺炎の可能性が高く、5～10㎎／dLの場合には気管支炎かもしれないが総合的に見極めることが必要であるとされ、CRPは補助診断としては使える可能性があるとしています。[7]

「アップデートされた医学知識」なしでは「問診」はできない、つまり正しい「診察」もできないということになります。

†外来診察室という名のブラックボックス

くり返しになりますが、2000年代に入り、臨床医療の現場には、医療のエビデンス

（証拠、根拠）が求められると同時に臨床推論、診断学の重要性が叫ばれるようになりました。従来の「念のため、一応」という〝何となく医療〟から、その薬や治療、検査の実施、その結果の解釈に至るまでの診察全般にその根拠、理由が求められるべきであるとアップデートされたのです。それまで重要視されていた個人の医師の経験や感覚、徒弟制度のように先輩から見聞きした医療行為を真似ていくだけの医療を見直そうという動きにつながり、臨床医療の質がぐんと上がることになりました。

外来診療は、医師1人が診察室という閉じた空間で行うものであるがゆえに、アップデートの必要性に気づくことが難しいブラックボックスになりやすいものです。

さらに、インターネットが当たり前にある時代になって、ここ20年で医学の進歩は以前の1000倍以上のスピードになり、昔の常識があっという間に非常識になることすら起こります。常にアンテナを張り専門知識をアップデートしていかないと、自分が実践している医療が間違っていないか、古くないか、そうだとしたら正解はどのような医療なのか、気づくことも学ぶこともできずに取り残されてしまうことにもなりかねません。

日本では、特に感染症診療教育に関して、非常に遅れているという現状があります。現在、医学部を卒業し医師免許を取得した医師が卒後2年間、基本的な手技、知識を身につけるために、臨床研修指定病院で経験を積むことになっていますが、このいわば修業期間のうちに感染症診療を正しく時間をかけて指導している病院は非常に少ないのが実情です。ましてや過去に初期研修を終えた世代の病院診療医や開業医にいたっては、一般的な社会人と同様に、自分から学ぼうとしない限りは変わることができないというリアルが存在します。

そのような「変われない」「学ばない」ままの医師が、風邪やCOVID-19（新型コロナウイルス感染症）などを含む感染症が疑われる患者が受診した際に、なんとなく検査をしたり、薬を処方したりという慣習的診療を続けてしまっているのです。

インターネットがこれだけ発達した現代においては、新しい医学論文やガイドラインなども瞬く間に世界中で共有することができます。日々アップデートされる最新の医学情報に基づく医療を患者に提供するためには、インターネットを使いこなし、溢れる情報の中から常に正しい医療知識を見極め、吸収するスキル（リテラシー）が必須なのです。

テレビなどのマスメディア、SNSやネットニュースでは、視聴率やフォロワーの反響を求めるあまり偏ったセンセーショナルな内容ばかりが発信されているように感じます。

医師がこのような情報を受け取り、そのまま医療現場で実践するのはかなりリスクを伴うことです。

そんな中、2020年以降、COVID-19パンデミックが医療現場を襲いました。いわゆるコロナ禍以後、発熱・風邪診療外来の現場はどうなったのでしょうか。次章では、私自身の経験も交え、現場のリアルを見ていきましょう。

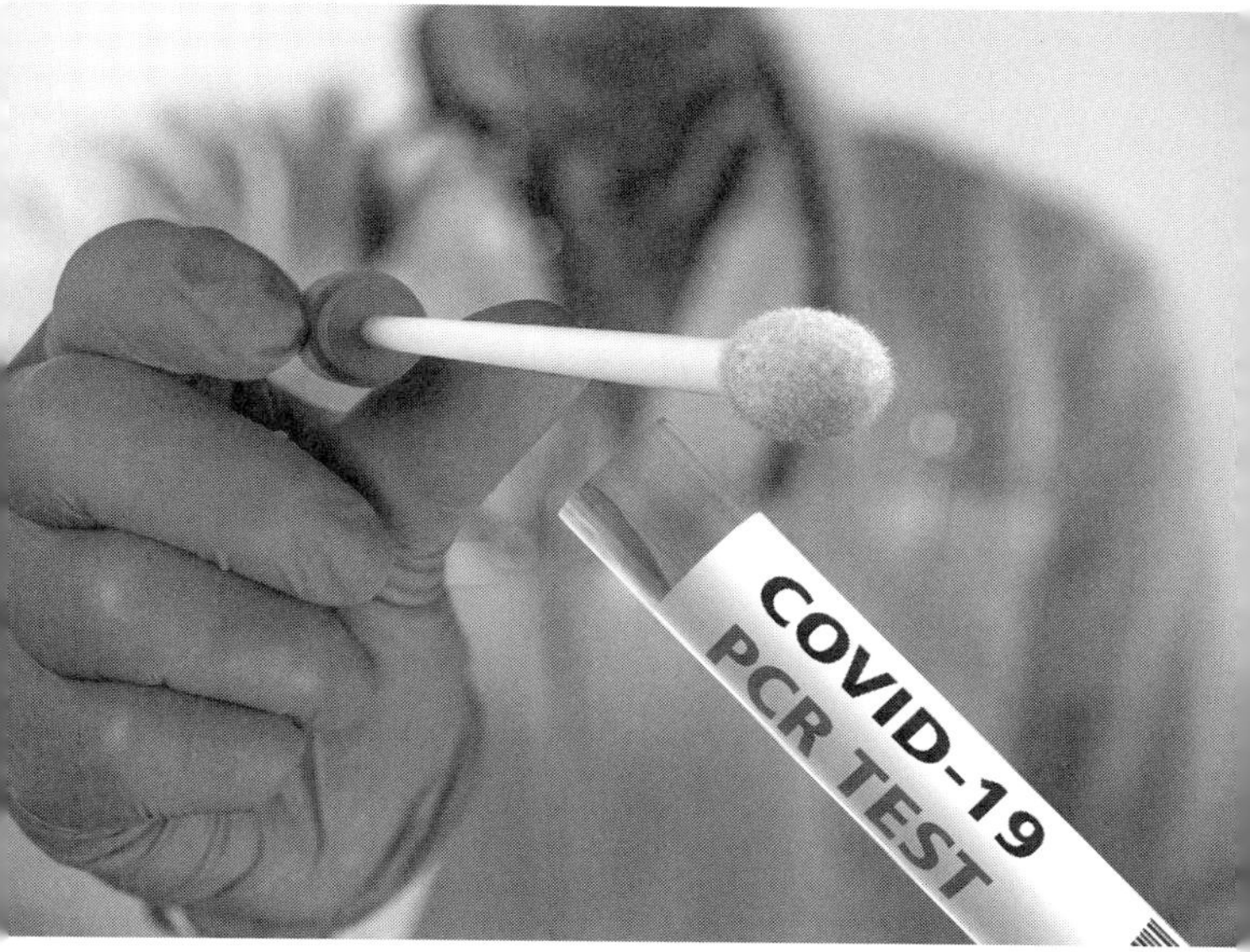

第3章

COVID-19と発熱・風邪診療外来のリアル

†発熱等で受診した場合の7つのパターン

世界保健機関（WHO）がCOVID‐19（新型コロナウイルス感染症）のパンデミック（世界的流行）を宣言したのは2020年3月11日。本書執筆時点で2年以上が経過し、パンデミック当初とは異なり、多くのことがわかってきました。

その影響もあり、「発熱等（風邪）診療検査医療機関」として登録される総合病院、クリニックはかなり増えてきました。「発熱等（風邪）診療検査医療機関」とは、発熱などの風邪症状があり、COVID‐19が疑われる患者さんをきちんと感染管理を行いながら診察し、適宜PCR検査や抗原定性検査などを行う体制を整えている医療機関のことを指します。

また、そういった医療機関に患者が集中し過ぎないように、つまり、医療現場が疲弊しないように、発熱等がある場合には、まず「かかりつけ医」に事前に相談することになっています。「かかりつけ医」とは、厚労省のサイトによれば、日常生活における健康の相談や体調が悪い時などにまず相談する医師のことです。

さて、その現場のリアルはどうなっているのでしょう。発熱等風邪症状があるという訴えで患者さんが受診したとしましょう。

COVID‐19の検査に対応していない「かかりつけ医」では、4つのパターンがあるようです。

1 「ウチでは、発熱等風邪患者さんは診《み》られない、検査もできないので対応している他の医療機関を受診してください」と最初から診療を拒否する医療機関。

2 「コロナの検査はできないけど、採血(CRP)検査ならできる。それでもいいか?」と患者に問うてくる医療機関。

3 「検査も診察もできないけど、薬なら出せる」と電話だけで無診療処方をする医療機関。

4 自家用車での待機とし、咳の主訴に駐車場待機の車まで医師が行き、なぜか口の中をのぞくなど形だけの診察をして、風邪薬や抗菌薬を処方し、「PCR検査は他の医療機関で受けてほしい」とする医療機関。

COVID‐19の検査に対応している発熱等(風邪)診療検査医療機関や地域の発熱セ

ンターでは、発熱（風邪）症状のある患者が受診した場合には3つのパターンがあるようです。

1　原則、全員PCR検査や抗原定性検査キットを実施。陽性であれば保健所報告。検査陰性ならば、採血や胸部レントゲン撮影もしくは胸部CT実施。基本、これらの検査だけで詳細な問診や視診、触診、聴診などはなし。採血での炎症反応（CRP・WBC。第2章参照）が高かったり、胸部画像検査で陰影があれば、細菌感染症の診断のもと抗菌薬投与。これらの所見がなければ、担当医師による「オリジナル風邪薬セット」を処方。

2　全員PCR検査や抗原定性検査キットだけを実施。陽性であれば保健所報告。陰性であれば、十分な診察はせずに風邪と診断し、担当医師による「オリジナル風邪薬セット」と抗菌薬を処方。

3　受診された患者全てに詳細な問診を事前に行い、COVID‐19の可能性を考慮しつつ、他の感染症や病気の可能性も考えながら、視診・触診・聴診など最低限必要と考えられる診察をきちんと実施。そのうえで、適宜PCR検査や抗原定性検査キットを含めた必要な検査を実施。結果の解釈、必要と考えられる薬の処方やその目的、療養中の過ごし方、同居家族や濃厚接触者の対応や考え方、経過によって再診するべき状態などの丁寧な説明と具体的な指示を患者に行う。

このように、医療機関によって全く異なる対応がなされているのがリアルな現状です。さて、そもそもCOVID－19を見極める検査の精度は、どのくらいなのでしょうか？

†COVID－19と2つの検査

COVID－19かどうかの診断において、慣習的に2つの見極め検査としてCRPとPCRが行われています。偶然にも共通のアルファベットを有しています。

CRP（C反応性蛋白）は、第2章で解説したように採血でウイルス性か細菌性かどうかの判断基準とされてしまっている検査です。CRP＞10mg／dLとそこそこ高い数値を基準としても感度69％、特異度63％でしかなく、見極めることはできません。ウイルス感染症であるCOVID－19においてその数値を超えているのは60・7％あったとされ、細菌性とも他のウイルス性とも見極めることができません。数値が高いから細菌感染、低いからウイルス感染と単純には言えないのです。実際の臨床では、炎症反応とされるＣＲＰの数値を参考にすることはありますが、診断根拠にはできません。[1]

では、コロナ以後すっかり日常的な言葉となったＰＣＲ検査はどうでしょうか。ＰＣＲ検査には、リアルタイムＰＣＲ法と等温核酸増幅法（ＬＡＭＰ法、ＴＭＡ法）の２つがあります。医療機関によってどれを実施しているかは異なりますが、外注検査センターの場合には、多くはリアルタイムＰＣＲ法を実施しています。ＰＣＲとは「ポリメラーゼ連鎖反応」（Polymerase Chain Reaction）のことで、ウイルスの遺伝子（核酸）を増やして見つける検査です。見つけるにあたって何回増やして見つかったかを示すのがＣｔ値といいます。この数値が低いほどウイルス量が多いことを示しています。

検査の精度はというと、リアルタイムＰＣＲ法は、感度70（〜80）％・特異度95％とされ、検査の結果が出るには数時間を要します。[2]

それに対し、等温核酸増幅法（ＬＡＭＰ法／ＴＭＡ法）はやや感度は落ちますが、１時間以内で検査結果が出るというメリットがあります。

感度と特異度から読み解けば、ＰＣＲは、陽性になればＣＯＶＩＤ-19である可能性が非常に高いが、陰性の場合でも、罹患していることを否定できない検査であるということになります。つまり、見逃しがある検査ということです。

検体として、もっとも現実的に採取しやすく感度が高いのが、鼻咽頭《びいんとう》（鼻の一番奥で喉の一番上）です。その次に鼻腔《びくう》（鼻の中）になります。採取用綿棒を入れて、検体を拭《ぬぐ》い取ります。鼻腔の場合には、鼻汁が十分ないと精度がかなり下がるというデメリットがあります。鼻咽頭は、鼻の総鼻道という場所の一番奥にある上咽頭《じょういんとう》という部位から採取する必要があります。入れる角度が違うと上咽頭ではない鼻腔内の奥や上の方から採取してしまうので、正しい解剖の知識とスキルが必要になります。きちんと綿棒を正しい場所まで挿入した状態でグリグリと数回回転させないと精度が下がってしまいます。唾液の検体でも検査は可能ですが、精度が下がるとされています。

PCR検査のコストは、2022年4月現在では、医師の手技料などを除いた外注検査センターでの検査請求価格は1件につき7000～9000円かかるのが通常ですが、医療機関を受診し、医師が感染を疑い実施した場合には、行政により患者負担は無料となっています。市販されているPCR検査キットや自費でのPCR検査センターをうたっている業者の検査の中には1回1000～3000円の安価のものがあります。これらは総じてプール検査という方法をとっており、5人など複数の検体を一緒に検査し、もし、それが陰性となればすべてが陰性、陽性となれば、その5人すべてを個々に再検査を実施するというやり方です、ゆえに単純に5でコストを割れば、1人あたりの単価を安く抑えることができるというカラクリです。

プール検査は、偽陰性（陽性なのに陰性と結果が出てしまう）が最大20％以上あるとも言われています。例えば空港検疫など、陽性率の低い集団に効率的にスクリーニング（選別）目的で行うにはよい検査ですが、陰性証明とするには非常にリスクを伴う検査です。しかし実情は、検査陰性だから帰省する、旅行にいく、会食する……といった目的で用いられている例も多く、そこにつけこんだ商売をする業者や店舗も増えています。

いずれにしろ症状や感染リスクが高まる行動歴などCOVID－19を疑われる場合に、正しくPCR検査をしないとその精度はかなり下がり、意味をなさなくなるのです。

†抗原定性検査キットは信頼できるか？

もう1つの臨床の現場でよく使われている検査が、抗原定性検査です。これは、ウイルスのタンパク質を検出するものでインフルエンザなどでもキットがあります。感度はPCR検査より低い60％（〜70％）ほどとされ、ウイルス量の多い発症早期であれば、PCR

検査同等の感度があるとされます。厚生労働省より発行される「COVID－19診療の手引き」（定期的に改訂されます）などには、発症9日以内であればPCR検査と同様に診断用検査として実施してよいとする記載がありますが、臨床現場で生かすには信頼しきれる数字ではありません。現場の感覚としては、発症4～5日目以内の患者さんに8～15分で結果が出るというメリットとコスト面で実施を検討する検査です。

なお、この抗原定性検査キットは基本、唾液検体では精度が低いためできないことになっていました（2022年（令和4年）3月17日に厚生労働省は急に認可⁈）。また、風邪のウイルスの原因で一番多いとされるライノウイルスでも陽性反応が出てしまう（偽陽性）ことがある検査キットなので、特に乳幼児での検査結果の解釈には注意が必要です。メーカーによっても精度が異なるようです。特に市販の安価なものは、結果が信頼に足るものかどうか要注意です。さまざまな検査キットが研究用試薬として市場に流通しています。いずれにしても、無症状の場合の検査には向きません。

また、鼻咽頭検体での市販の抗原定性キットを患者さんが自分で採取する場合に、鼻咽頭という解剖的に正しい位置まで正しく綿棒を奥まで挿入できていないことも影響し結果が陰性と出て、医療機関で実施すると数秒で陽性になるケースが実際の臨床の現場では多く見られます。

簡便に検査ができ、8〜15分で結果が出るという便利なキットではありますが、COVID－19を疑う症状と検査実施のタイミングを見極めたうえで正しく実施しないと意味をなさないものなのです。

最近ではPCR検査や抗原定性検査キットの感度が90％以上あるという一部のメーカーからの報告もありますが、実際の臨床検体でのデータとして統一された報告はありません。検査を実施する患者の状態（検査前確率）や検体採取の手技、発症後いつ実施したかのタイミング、メーカーごとの試薬の違いなども含めて総合的に考慮すれば、この数値を鵜呑みにはできないのが現状です。しかし、この2年間で検査結果の偽陽性も少なくなり、感度は良くなってきているのも事実ですので、総合的に医師が見極め判断することが肝要です。

†レントゲンとCTで診断できるか？

COVID－19は、間質性肺炎像を呈することのある呼吸器感染症です。間質性肺炎というのは、肺の壁の部分などに炎症や損傷が起きて、肺胞と毛細血管の間の壁（肺胞壁）

が厚く硬くなり、ガス交換ができにくくなることです。この炎症を見つけるために、胸部画像検査、つまり胸のレントゲンを撮影すれば診断できそうな気もしますよね。

しかし、異常とわかる肺炎の陰影は、発症してから10日目ぐらいにもっとも顕著に出てくることが多いと言われています。また、30〜40%では、レントゲンの異常陰影が写らなかったりもします。つまり、症状が出て初期の場合は異常を見つけること自体が難しいし、また、胸のレントゲンが正常であるからCOVID－19ではないとも言えないのです[3]。

それでは、胸部CTならばどうでしょうか。症状のあるCOVID－19の患者さんで胸のCTを撮影すると感度94%、特異度34%となります。特異度の数値がこれだけ低いということは、陰影があるからCOVID－19であるとは言えないということです。特に感染拡大をしていない地域や時期の場合には、偽陽性率が高くなることが考えられます[4]。

CTの場合、発症2日以内の早期の場合には、56%で異常陰影がないという報告があります[5]。この時期は特にウイルス量が多いので、CT撮影を行うことで周囲への感染拡大へのリスクを高めてしまうというデメリットを伴います。そして、COVID－19の患者さんの10〜15%では、胸部CTの異常陰影が見られません。

COVID－19ではない病気の治療や検査の目的で入院する際に、COVID－19を疑うような症状がない患者さんに、特に感染拡大期ではない場合にCOVID-19でないことを見極めるために胸部CTを撮影したとしても、感度・特異度ともに0%であまり意味をなさなかったという報告もあります。[6]

そもそも無症状のCOVID-19の患者さんは、CTで異常陰影があるだけの場合、ほとんどは重症化することなく回復していきます。[7]

こういった背景から、米国や日本の放射線学会では、胸部CT検査を無症状の患者さんに対してスクリーニング（選別）目的で行うことを推奨していません。医療費というコスト面でも、胸部CTは1回1万5000円もかかるものです。必要がないならやらないに越したことはありません。また、CTは放射線を浴びせる検査ですので、からだへの影響という面でも、検査するメリットがデメリットを上回らないのであれば、やるべき医療行為ではないのです。

†「検査するかどうか」の見極めが医師の仕事

ここまで画像検査について述べてきましたが、どの検査についてもまずは臨床症状の診察が重要です。検査をする前に、COVID-19である可能性が高いと判断できるかどうか、前章で述べた4つの「診《み》る」をしっかりと行い、見極めたうえで実施する検査になります。COVID－19に関係する検査はPCR検査、抗原定性検査キット、胸部画像検査、採血などがありますが、これらの検査を不要だと言っているのではありません。

一番大事なのは、これらの検査をする前に詳細な症状・経過やハイリスク行動歴の有無（いわゆる「3密」）、患者さんの病歴や周囲の感染状況などの背景や基礎疾患の有無、同居家族や職場・学校など過ごしている場所での他の人の発熱風邪症状の有無などについて「問診」をしっかり行うことです。そのうえでCOVID－19の可能性が高いと判断できた場合に、各検査の必要性と優先順位を考えて実施します。そして、その結果を正しく解釈し、丁寧にわかりやすく患者さんに説明するまでが医師の仕事です。

つまり、医師の仕事での一番のポイントは、患者さんの話を丁寧にしっかり聴くということになるのです。そんなの当たり前じゃないか?!　と思われるかもしれませんが、あなたが受診した場合を想像してみてください。風邪や発熱症状があり、医療機関に受診したとして、問診があっさりと終わったり、問診なしで検査だけをされたことはありませんか？　診察までの待ち時間ばかりに気がとられていませんか？

病院での診察の際に一番重要なのは、医師にとっては患者さんから症状や背景を詳細に聴き出すことです。コロナ禍においては、受診前に電話で医師や医療機関のスタッフから詳細に質問や確認をされている時点で実は診察が始まっているのです。

事前問診は、待合室や診察室を安全にするためという目的だけでなく、既に診察がスタートしていることを意味します。待ち時間が少なく、検査だけして、それで終了という医療機関があるとしたら、それは単なる検査センターであり、そこに真の診察はありません。医師はプロとしての仕事をしておらず、ドラッグストアで購入したキットを使うのと変わりません。

†科学的根拠に基づいた医療(EBM)

臨床現場では現在、「科学的根拠に基づいた医療」が重要視されています。「Evidence-Based Medicine」、略してEBMと呼び、エビデンスに基づいた医療行為(臨床推論、診断学)は、日本では2000年に入った頃から徐々に浸透してきました。Evidence(エビデンス)とは、その医療行為に対する科学的根拠を意味します。

しかし、EBMを意識して医療行為を実践している医師が日本国内ではまだ少なく、どちらかというと個人や先輩から教えてもらったExperience(経験)をもとに医療行為をしている医師の方が多いのが現実です。

特に、医師に対する感染症教育が最近やっと一部で始まったばかりの日本の臨床感染症領域においては、外来でも入院でも、不勉強なまま現場診療している医師が多かったりもします。このような状況下でCOVID－19パンデミックが起こり、臨床感染症診療をきちんと勉強し実践し続けている医師とそうでない医師とのギャップが露呈することになりました。

インターネットが普及し、医学の進歩は昔の1000倍以上ものスピードとなっているのに、です。医学における新しい知見・エビデンスは、日々世界中で最新の情報が発表されています。インターネット時代になり、手軽に最新情報にアクセスすることが可能です。そこに対応できないと、あっという間に古い知識のまま取り残されてしまうことになります。

医師はいわば万年研修医であり、その勉強は一生続く、医学知識をアップデートし続けていかなくてはならない職業なのです。

†ポストパンデミックの「2つの迷子」

COVID‐19は日本国内でも2021年春のアルファ株による第4波、2021年夏のデルタ株による第5波、2021年冬〜2022年春のオミクロン株による第6波と感染拡大の大きな波が押し寄せました。我々臨床現場では、患者さんが感染しているかどうかを見極め、必要な検査をして診断や治療に当たってきましたが、パンデミック下で医療現場には「2つの迷子」が生まれたと実感しています。

1つは、「PCR陰性患者」。詳細な問診を経ることなく、検査だけを実施し、その結果が陰性だった患者さんです。その結果をどのように解釈したらいいのか？　コロナなのか、コロナでないのか？　仕事に行っていいのか？　いつまで休めばいいのか？　同居家族との過ごし方はどのようにすればいいのか？　その際に受診した医療機関で出された風邪薬や抗菌薬、喘息《ぜんそく》の薬、胃薬などの複数の薬は本当に飲むべきなのか？……「陰性」という結果は出たものの、いくつもの疑問や心配が残り、迷子になってしまいます。

検査前の説明や質問（問診）はあっさり、検査後の説明はもっとあっさり、薬だけはどっさり……。ここで迷子にされてしまうというわけです。迷子を生まないために重要なのは、EBMに基づいた丁寧な問診を中心とした「4つの診る」と、検査結果や検査後にどうすべきかについて患者サイドに立った「説明」です。そこが抜けてしまうと、多くの迷子を生み、また、次なる感染拡大を生んでしまうことにもなりかねません。

第6波の過去にないくらいの感染拡大により保健所業務の疲弊を少しでも改善するために2022年1月28日の厚労省の通達では、コロナの検査を実施した医療機関の医師が、結果の解釈、同居人や濃厚接触者の考え方や対応、自宅療養での対応や注意事項などの詳細を説明してほしいという取り決めになりました。しかし、これまで検査だけしか実施していなかった多くの発熱等検査医療機関の医師は、知識がないために説明をすることができず、あとは保健所に詳細を聞くようにとだけ指示をしているリアルもあります。

つまり、COVID-19に関する知識の日々のアップデートと丁寧な診療・診断の経験の積み重ねがないために、そもそも説明ができない医師が多数いるということです。中には、発熱したての場合にはコロナの検査はすべきではない、翌日に解熱すればコロナである可能性が低い、と間違った説明を患者さんにして、その結果として感染拡大を引き起こしてしまうことも多々あります。

もう1つの迷子は、「新型コロナウイルス感染症(COVID-19)後遺症患者」です。

各都道府県に発熱等検査診療指定医療機関が登録され、発熱等の風邪症状が出たとしても検査目的の受診に関して迷子になることは少なくなりました（医療機関ごとの対応レベルの差は依然残されていますが）。

†後遺症という「迷子」

ＣＯＶＩＤ－19にかかると、重症度に関係なく30～50％ほどの患者さんになんらかの後遺症が残るとされています。その後遺症症状で迷子になってしまうのです。つらい症状を抱えながら、偏見を恐れて周囲の人に気軽に相談できない、また、医療機関に電話相談してもＣＯＶＩＤ－19に過去にかかったと伝えるだけで拒否されることが多く、相談できる医療機関がない。そのため、１人で抱えて悩むことになり、迷子になってしまう……。

後遺症は数カ月、ときには1年以上も続くことがあり、倦怠感《けんたいかん》（だるさ）、息切れ、長引く咳《せき》、不眠、嗅覚障害《きゅうかく》、味覚障害、食欲不振、頭痛、記憶障害、脱毛など、その症状は多岐にわたります。後遺症症状の治療に関してはいまだ詳細が解明されておらず、医療機関としてもどうしてよいかわからないため断ってしまうのかもしれません。筆者のクリニックでは迷子となってしまった患者さんのための後遺症専門外来を設置しています。ホームページには説明や解説動画なども掲載して、患者さんがインターネットで検索して見つけられるように工夫して対応しています。全国に同様の専門外来を設けている医療機関も増えてきましたが、まだまだ少ないようです。

後遺症専門外来では、まずは他の疾患が紛れ込んでいないかを精査します。後遺症症状であると診断した場合、西洋医学の治療法だけで治すのは難しいことがほとんどで、漢方診療を中心にした治療で対応しています。コロナ禍において、西洋医学と東洋（漢方）医学の二刀流でないと一段と対応できない状況になっています。

実際の診察においては患者さんの話を聞くだけで涙を流されることも多く、後遺症外来においてはカウンセリングが重要な治療であることを実感しています。

ウイルスの変異によって、ワクチン（２０２２年３月時点）の効果は徐々に下がってくると言われていますが、追加接種することで後遺症の発症率を約半分に抑えることができるという報告も出てきました。[8]

ＣＯＶＩＤ－19パンデミックはまさに世界的災害となりましたが、出現当初から年月を経たことで多くのことがわかってきています。一方で、後遺症の治療法をどうするかなど、まだ明らかになっていないこともあります。そして、ウイルスは変異していきますから、感染力や症状、期待できるワクチン効果も変化し、過去の感染による免疫も変異株に対しては再感染を防ぐ効果が落ちることがわかっています。特にオミクロン株は、過去に感染した人も感染しやすいことがわかっており、それに対応すべく新しい治療法やワクチン、飲み薬などの開発も進んでいます。

COVID‐19においても、科学的根拠に基づいた医療（EBM）が重要なことは変わりません。医療従事者も一般の患者さんも、正しくエビデンスを学び、正しく恐れ、正しい情報をアップデートしていく必要があります。

医療従事者は、形だけの診療ではなく、根拠に基づいた医療を常にアップデートし、実践しなくてはなりません。非医療従事者の皆さんは、インターネットに溢れる様々な情報に振り回されることなく正しい情報を選別して学ぶことが重要です。多数の「いいね」がついて拡散されていたり、「こうだったらいいのに」という感情に流されることなく、根拠に基づいた正しい知識を得なければなりません。正しい知識という武器を携えて、手洗いやマスク、3密を避けるという盾を持ち、ワクチンという鎧《よろい》を身に着けることでしか、この世界的災害を乗り越える術はありません。そして、それらをアップデートし続ける必要もあります。

この未曾有の世界的災害をきっかけに、風邪をはじめとする日本の感染症診療は180度変わらなければいけないと私は考えています。世界規模の耐性菌問題、対症療法という名の慣習的な多剤処方、何となくの慣習的検査、……EBMと正反対の医療は、ここで変わらないともう二度と変わることができないようにも思えます。迷子になっている医師もEBMの方向の正しい道に戻らなくてはいけません。もちろんEBM至上主義に陥ってもいけません。すべてはバランスだと思います。

患者を迷子にさせない、そのために医療従事者、患者さんの双方が正しく学び続けることが必要不可欠です。学び続ける存在としては、医師も患者も立場は平等です。

たかが風邪、されど風邪。あなたは、風邪やそれに関わる診療や治療について正しく理解していますか？

次の章では、風邪薬のリアルに触れていこうと思います。

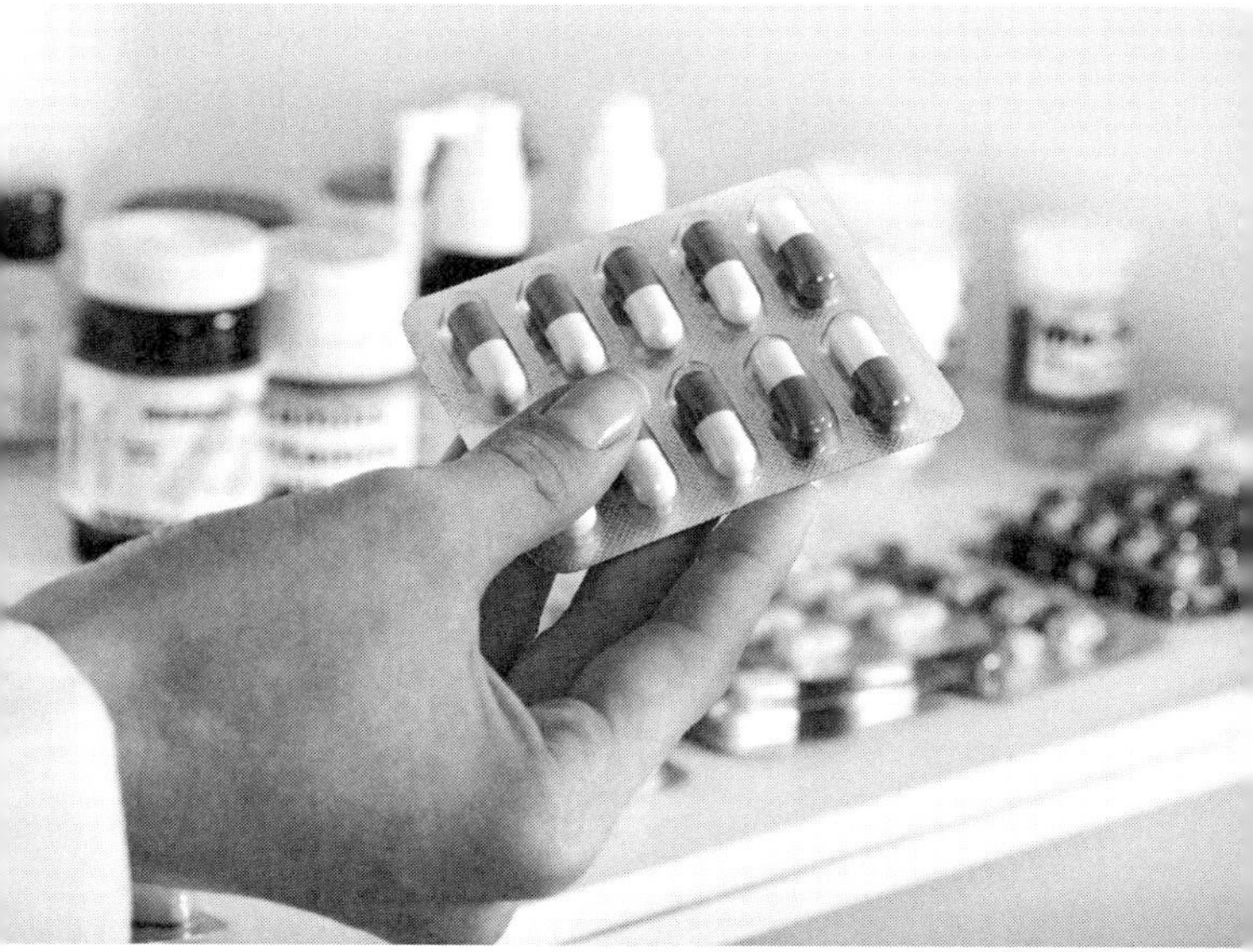

第4章 風邪薬のリアル

1 風邪と風邪薬の基礎知識

†世界で一番多い感染症は？

世界で一番多い感染症は何だと思いますか？ それは、日本で医療機関に受診される一番多い感染症でもあります。

答えは、風邪です。海外で医療機関に風邪症状で受診すると数万円かかりますが、日本ではクリニックや病院の開業時間であればどこでも好きな医療機関を受診でき、医療費は海外に比べるととても安く済みます。成人では3割負担、高齢者では2割負担、後期高齢者では1割負担（一部は2割負担）、小児に関しては自治体が負担するため無料であり、診察や検査、そして、処方薬などすべての恩恵を患者側は受けることができます。

さて、感染症にかかって受診したら、治療のための薬を我々は医師から処方されることになりますが、日本の外来診療の中で一番多くの薬が処方されている感染症は何だと思いますか？

この答えも、風邪です。風邪には、昭和の頃から対症療法がベストな治療とされ、それぞれの症状に対する薬が選択処方されています。第1章でも説明したように、風邪はウイルス性感染症であるため、鼻炎、咳《せき》、痰《たん》がらみ、のどの痛み、発熱、頭痛など多くの症状が出ます。症状ごとに薬を出していけば、当然多くの処方薬が出される結果となります。

これも第1章の復習になりますが、風邪ではなく細菌が原因の感染症の場合には、原則1感染1臓器に症状が出ます。のどに細菌が感染を起こせば、鼻炎や咳がほとんどなく、のどだけがひたすら痛くなり、肺に細菌が感染を起こせば、鼻炎やのどの痛みはほとんどなく、呼吸数が増えて苦しくなり、咳が出ます。細菌性感染症のメインの治療薬は、抗菌薬（いわゆる抗生物質）となります。

†風邪薬を早く飲めば早く治る？

風邪薬といえば、「早く飲んで早く治す！」「早めの○○♪」などとCMで謳《うた》っている市販の風邪薬があります。病院を受診すれば、「風邪ですね」という診断とともに総合感冒薬や複数の対症療法薬（咳止め、鼻炎止め、炎症止めなど）のオリジナルの風邪薬セット（後述）を処方する医師がいます。

このように身近に、気軽に手に入る風邪薬ですが、それらの風邪薬を「早く」飲めば「早く」治るのでしょうか？

2020年12月に非医療従事者を対象にインターネットで実施された武田コンシューマーヘルスケア・国立国際医療研究センター病院の調査では、「風邪薬には、風邪のウイルスをやっつける効果がある」という回答が65％という結果でした。一般の患者さんの半数以上がこのように理解している可能性が示唆されました。

しかし結論からいうと、風邪に特効薬はありません。早く飲めば早く治る効果などはない、というのが医療業界での昭和の頃からの常識です。医師は誰もが知っています。

そして医師の多くは、1症状ごとに対応した対症療法薬、症状をやわらげる目的の薬が、風邪薬であるとしています。「ウイルスをやっつける」という風邪薬に期待する一般の理解とは少し違う効果になります。

「対症療法薬」。それらの薬の中身は、具体的にはどんな成分なのでしょうか？

†よくみかけるニッポン伝統風邪薬セット

医療機関で「風邪ですね」と診断された場合、処方されるのは、どこも似たような「風

軽めの小児用風邪3点セット
第1世代抗ヒスタミン薬：クレマスチンフマル酸塩（タベジール®、テルギンG）
中枢性非麻薬性鎮咳薬：チペピジンヒベンズ酸塩（アスベリン®散）
去痰薬：L-カルボシステイン（ムコダイン®）、アンブロキソール塩酸塩（ムコソルバン®）

ひどめの小児用風邪9点セット
第1世代抗ヒスタミン薬：クレマスチンフマル酸塩（タベジール®、テルギンG）
中枢性非麻薬性鎮咳薬：チペピジンヒベンズ酸塩（アスベリン®散）
中枢性麻薬性鎮咳薬：フスコデ®配合シロップ（2019年4月～：12歳未満処方禁忌）
去痰薬：L-カルボシステイン（ムコダインン®）、アンブロキソール塩酸塩（ムコソルバン®）
気管支拡張薬：ツロブテロール塩酸塩DS（ホクナリン®DS）
ロイコトリエン拮抗薬：モンテルカストナトリウム（キプレス®細粒）
抗菌薬：マクロライド系 or 第3世代経口セフェム系抗菌薬
整腸薬：エンテロノン®-R散
咳がひどいとき：ツロブテロールテープ（ホクナリン®テープ）

軽めの成人用風邪6点セット
総合感冒薬：PL配合顆粒、フスコデ® or カフコデ®N配合錠
鎮静性第2世代抗ヒスタミン薬：メキタジン（ゼスラン®）
非鎮静性第2世代抗ヒスタミン薬：エピナスチン塩酸塩（アレジオン®）
中枢性非麻薬性鎮咳薬：ベンプロペリンリン酸塩（フラベリック®）
去痰薬：L-カルボシステイン（ムコダイン®）、アンブロキソール塩酸塩（ムコソルバン®）
胃薬：オメプラゾール（オメプラール®）

ひどめの成人用風邪13点セット
総合感冒薬：PL配合顆粒、フスコデ® or カフコデ®N配合錠
第2世代抗ヒスタミン薬：レボセチリジン塩酸塩（ザイザル®）
中枢性非麻薬性鎮咳薬：ベンプロペリンリン酸塩（フラベリック®）
気管支拡張薬：テオフィリン（テオドール®、スロービッド®）
抗炎症薬：トラネキサム酸（トランサミン®）
去痰薬1：L-カルボシステイン（ムコダイン®）
去痰薬2：アンブロキソール塩酸塩（ムコソルバン®）
抗菌薬：マクロライド系 or 第3世代経口セフェム系、キノロン系抗菌薬
整腸薬：エンテロノン®-R散
解熱鎮痛薬：アセトアミノフェン（カロナール®）、チアラミド塩酸塩（ソランタール®）、ロキソプロフェンナトリウム水和物（ロキソニン®）
胃薬：オメプラゾール（オメプラール®）
トローチ：デカリニウム塩化物（SPトローチ「明治」）
うがい薬：ポピドンヨードガーグル液（イソジン®うがい液）

成人用風邪お土産2週間分セット
総合感冒薬：PL配合顆粒×2週間分

表4-1：医療機関で処方されがちな「風邪薬セット」の例（著者作成）

邪薬セット」です。処方する医師もパターン化して考えていて、電子カルテを使っている医師は、オリジナルの風邪薬セットをパソコンフォルダに作成していたり、紙カルテを使っている医師は、オリジナルの風邪薬セットの薬名を明記したハンコを用意しています。症状の程度や採血の炎症反応（第2章参照）の結果によって、小児と成人でそれぞれ2パターンほど作成していることが多いようです（表4-1）。

それでは、これら「対症療法薬」とされる風邪薬を飲めば、症状が楽になるのでしょうか？　それぞれの薬を検証していきます。

2　はな風邪

†はな風邪に【鼻炎止め（抗ヒスタミン薬、去痰薬）】は効くのか？

鼻炎止めから見ていきましょう。患者さん側からすると、風邪の鼻炎症状（くしゃみ、鼻汁、鼻づまり）は一刻も早く治したいものです。

そもそも風邪をひくと、なぜ、鼻炎症状が出るのでしょうか？　ウイルスが鼻の奥すな

第１世代抗ヒスタミン薬 （H_1受容体拮抗薬）	●クレマスチンフマル酸塩（タベジール®、テルギンG®、クレ・ママレット®、クレマスチン®） ●ジフェンヒドラミン塩酸塩（レスタミンコーワ®） ●クロルフェニラミンマレイン酸塩（アレルギン®、ネオレスタミンコーワ®） ●d-クロルフェニラミンマレイン酸塩（ポララミン®、ネオマレルミン®） ●プロメタジン塩酸塩（ヒベルナ®、ピレチア®） ●ヒドロキシジンパモ酸塩（アタラックス®-P） ●シプロヘプタジン塩酸塩水和物（ペリアクチン®）
鎮静性第２世代抗ヒスタミン薬 （H_1受容体拮抗薬）	●アゼラスチン塩酸塩（アゼプチン®） ●メキタジン（ゼスラン®、ニポラジン®、メキタジン®） ●オキサトミド（セルテクト®） ●ケトチフェンフマル酸塩（ザジテン®） ●エメダスチンフマル酸塩（レミカット®）
非鎮静性第２世代抗ヒスタミン薬 （H_1受容体拮抗薬）	●エピナスチン塩酸塩（アレジオン®） ●ロラタジン（クラリチン®） ●セチリジン塩酸塩（ジルテック®） ●エバスチン（エバステル®） ●オロパタジン塩酸塩（アレロック®） ●ベポタスチンベシル酸塩（タリオン®） ●フェキソフェナジン塩酸塩（アレグラ®） ●レボセチリジン塩酸塩（ザイザル®*1） ●フェキソフェナジン塩酸塩／塩酸プソイドエフェドリン（ディレグラ®） ●ビラスチン（ビラノア®*2） ●デスロラタジン（デザレックス®*3） ●ルパタジンフマル酸塩（ルパフィン®*4）

表4-2：抗ヒスタミン薬の分類（*1＝ジルテック®の改良版。*2＝空腹時内服。*3ロラタジンの改良版、いつでも内服可。*4＝抗PAF作用と抗ヒスタミン作用）（著者作成）

わち上咽頭《じょういんとう》の粘膜細胞に侵入して感染が起こると、我々が生まれながらに持っている「自然免疫」が反応し、自己防衛を行います。ウイルスを外部に出そうとして「くしゃみ」が起き、ウイルスと戦うための体内の免疫細胞が多量に含まれている粘液「鼻汁」を出し、炎症が起きることにより鼻《び》腔《くう》（鼻の内側の空気の通り道）の粘膜が腫《は》れて通り道をふさぎ、「鼻《び》閉《へい》」いわゆる鼻づまりが起きます。これらの鼻症状はすべて、風邪ウイルス感染に対する自己防衛反応なのです。
鼻腔粘膜に侵入したウイルスが粘膜に存在する肥満細胞に作用して、ヒスタミンが分泌され、それがH1受容体に結合し、鼻炎症状が出る、という仕組みです。風邪による鼻炎の誘因をヒスタミン分泌と想定して、ここをブロック（遮断）しようとするのが「抗ヒスタミン薬」、いわゆる鼻炎止めとなります。理論上は、花粉症などのアレルギー性鼻炎と同様に効果が期待できそうです。実際の効果はどうなのでしょうか？
「抗ヒスタミン薬」には、第1世代、鎮静性第2世代、非鎮静性第2世代の3つがあります（**表4-2**）。この中で第1世代抗ヒスタミン薬は、はな風邪症状の初期の1～2日だけわずかに軽減する可能性があるかもしれないとされ[1]、眠気や口渇などの副作用を抑えた第2世代抗ヒスタミン薬では全く効果がないとされています。結論として、抗ヒスタミン薬には実感できるような鼻炎症状軽減効果はない、ということになっています。[2]
わずかな鼻炎軽減を期待できる可能性のある第1世代抗ヒスタミン薬d-クロルフェニラミンマレイン酸塩（ポララミン®、ネオマレルミン®）の内服には、注意が必要です。副作用として、ウイスキー水割り3杯を飲んだのと等しいくらいの認知機能障害（判断・記憶・思考・理解・集中力などの低下）が見られ、他の第1世代や鎮静性第2世代の薬でも同等に考えた方がよいとされます。

また、第1世代の副作用には、眠気だけでなく尿閉（排尿できない）や眼圧上昇なども見られ、前立腺肥大症や緑内障の患者さんには禁忌の薬です。さらに高齢者においては不整脈や眠気など転倒によるリスクをさらに高めることにもなります。つまり、メリットよりデメリットがはるかに勝ることになるのです。[3] 非鎮静性第2世代抗ヒスタミン薬は副作用が少なくなるように開発されていますが、そもそも風邪の鼻炎症状には全く効果がないため、服用するメリットがありません。

風邪の合併症として、特に乳幼児でよくみられる中耳炎は、鼓膜の奥にある部屋の中耳腔《くう》に炎症が起こり、滲出液《しんしゅつえき》がにじみ出てきて溜まってしまう病気です（第8章で詳述）。これに抗ヒスタミン薬を投与しても、聴力改善効果や中耳に溜まった液を消失させる効果がない[4]ばかりか、貯留液が粘稠《ねんちょう》（ねばねば）になり治癒が遅れる[5]ともされ、風邪や中耳炎のある乳幼児への処方は控えた方がよいのです。

また、抗ヒスタミン薬は、痙攣《けいれん》を誘発しやすく、特に乳幼児には不整脈や呼吸抑制のリスクも伴います[6,7,8,9]。生後6カ月から5歳未満の乳幼児には急激な体温の上昇（発熱）による熱性けいれんが起こることがありますが、抗ヒスタミン薬によって発熱から痙攣発現までの時間が短くなり、かつ、痙攣発作の持続時間が長くなるともされています。[6] 日本では熱性けいれん患児が多く、その理由に、はな風邪に対する慣習的な抗ヒスタミン薬投与が影響していると考えられ、成長期の脳の発達にも影響を及ぼしている可能性が指摘されています。[10]

鼻炎止めとしてはもう一つ、「去痰薬《きょたんやく》」がよく処方・内服されています。こちらの効果はどうでしょうか？

結論からいうと去痰薬単剤で鼻炎軽減効果はありません。抗ヒスタミン薬との2剤併用、アスベリン®などの咳止めとの3剤併用でも効果はないとされ、風邪による鼻炎をスッキリさせるような効果は期待できません。去痰剤は、特に喘息《ぜんそく》があるような小児では、気管支の筋肉（平滑筋）を攣縮《れんしゅく》（収縮）し粘膜がむくみ、空気が通りにくくなる気管支攣縮を誘発し呼吸困難を招く可能性があり、デメリットが勝ります。[11] 2歳未満には、喘息などがなくとも安全性の観点からフランスなどの海外では使用が中止されています。[12]

結論として、「はな風邪」に鼻炎止め（抗ヒスタミン薬、去痰薬）は、効果がないどころか、デメリットのほうが勝る薬と考えられます。

3　のど風邪

†「のど風邪」に【炎症止め（トラネキサム酸、トローチ）】は効くのか？

のどの痛みやのどの粘膜に赤く炎症があると、必ずといっていいほど処方される薬剤に、トラネキサム酸（トランサミン®）という抗炎症薬があります。副作用が少ない抗炎症薬ですから、一度は処方されたことがあるのではないでしょうか。私も10年以上前まではよく処方していました。

これは１９６０年代に日本で開発された非常に古い薬剤であり、抗炎症や止血、肝斑（シミ）に対して使われています。

しかしエビデンスという観点からは、抗炎症の十分な効果は証明されておらず[13,14,15]、のど風邪などへの効果は残念ながら期待できません。むしろ、止血効果があるために脳梗塞《のうこうそく》や心筋梗塞などで血流改善薬を飲んでいる人には相反する効果となってしまい、デメリットの方が非常に高くなる薬剤なのです。実は効能書きだけで慣習的に処方されている風邪薬で

【消毒薬トローチ】
- デカリニウム塩化物（SP トローチ）
- ドミフェン臭化物（オラドール®トローチ）
- セチルピリジニウム塩化物水和物（セチルピリジニウム塩化物トローチ「イワキ」）（旧・スプロールトローチ）
- アズレンスルホン酸ナトリウム水和物（アズノール® ST）
- 塩酸クロルヘキシジン（ダントローチ・ヒビテン®）：2006 年 3 月 31 日販売終了

【抗菌薬トローチ】
- テトラサイクリン塩酸塩（アクロマイシン®トローチ）
- キタサマイシン酢酸エステル（ネオ・ロイコマイシントローチ H®）：2008 年 3 月 31 日販売終了

表 4-3：トローチの種類（著者作成）

あるのが実情です。

今から10年前くらいまで長きにわたり、風邪の抗炎症薬として、よくトラネキサム酸と一緒に処方されていた消炎酵素薬（ダーゼン®、レフトーゼ®、ノイチーム®、アクディーム®など）があります。海外での使用はほとんどないうえに、国内での再審査でも抗炎症効果がないという結論になり、2011年のダーゼン®の発売中止から始まり、同年内にはすべての消炎酵素薬が市場から消えました。鼻《び》副鼻《ふくび》腔炎《くうえん》や喘息、歯《し》槽膿漏《そうのうろう》などと幅広く国内で使われていた薬剤だけに、当時は衝撃的な話題ともなりましたが、やっぱりそうだよねという声も多く聞かれたものです。昔の常識が非常識となった瞬間でした。

次によくのど風邪に処方されているのが、トローチです。これは、消毒薬と抗菌薬（抗生物質）を飴にしたものです（**表4-3**）。

風邪の原因はウイルスなので、抗菌薬はそもそも効果がありません。ウイルスは組織細胞に感染しており、のどの粘膜表面にいるわけでもありません。つまり、のどの粘膜表面を消毒しても、常在菌（病原菌ではない細菌）を死滅させたり、粘膜を傷めるだけなのです。残念ながら「のど風邪」には何の効果もなく、デメリットが勝ることになります。

もし、のどの痛みを軽減させるためにうるおわせたいのならば、自分の好きな味の飴玉をコンビニなどで購入して舐める方が、まだメリットが多いということです。

これらのトローチの中には、誤嚥《ごえん》による窒息予防のために穴が空いているものもあり、誤嚥のリスクがあることを自ら示しています。何でもかんでも消毒、殺菌をしておけばいいという昭和時代の慣習的薬剤の1つです。今の消毒薬についての認識は昔と正反対で、キズに消毒をすることで治癒遅延を起こし、感染を起こしやすくする可能性があるとされています。したがって消毒はしない方がよいというのが、現在のキズの正しい治し方の常識です。

†「のど風邪」に【うがい薬】は効くのか？

日本では、昔から風邪の予防や治療目的に「うがい薬」が処方されてきました。実は、この予防・治療薬は世界標準ではなく、インフルエンザや風邪に対する予防効果はないという国内外の報告があります[16,17]。

「うがい」という行為には、少しなら効果があるという報告もあります。消毒薬であるポピドンヨードのうがい液と水道水を使用したうがいとで風邪の予防効果を比較した2005年の国内報告では、水道水の方が効果が高かったという結果[18]が出ています。1回に水道水20mℓで15秒のうがいを3回1セットとし、それを1日3セットすると予防効果が期待できるかもしれないという内容です。15秒は結構長く、「ハッピーバースデー」を歌い終わるまでの時間と同じくらいです。つまり、うがいをするにしてもかなり丁寧に、一定の時間、頻回に、しっかりと行わないと効果が期待できないのです。

また、緑茶や紅茶に含まれるカテキンやテアフラビンが、インフルエンザウイルスを不活化し、うがいでも飲んでも効果があるかもしれないという報告[19,20]があります。しかし、この報告では、水うがいとの比較がされていないため、それらの成分は関係ない可能性は否定できません。また、緑茶でも水でも、うがいではどちらもインフルエンザの予防効果はないという報告[21]もあり、十分な効果を示すエビデンス（科学的根拠）はないのが現状です。

風邪のウイルスやインフルエンザウイルス、新型コロナウイルスなどへの感染予防のために、1日3〜4回うがいをしたり、のどスプレーをしたところで、果たして効果があるでしょうか？　感染した後でうがいをしても、当然予防効果はありません。そもそもいつ感染したのかを特定するのが難しいうえ、ウイルスに感染してから発症するまでの潜伏期は数日あります。症状が出てからうがいをするのも意味がありません。予防のためのうがいを期待するのは無理があります。緑茶や紅茶は、せっかくなので美味しく飲むのがよいのでは、と私は思います。

うがいをするのなら水うがいで、どうしても医療用うがい薬を使うのであれば、抗菌効果も少なく、抗炎症効果が少し期待できるアズノールうがい液®であれば、そこまでの害（デメリット）がない、という程度です。

先ほども話題にしましたが、日本ではとにかく消毒・殺菌しておけば安心という昭和の頃からのイメージがあり、抗ウイルスという観点では無意味だったり逆にデメリットが生じている場合もあります。たとえば、抗菌うがい薬であるデンターグル®は、アミノグリコシド系抗菌薬が使われていますが、当然ウイルスには効果がありません。この系統の抗菌薬では、抜歯した後の創部《そうぶ》（傷口）や口腔内《こうくうない》手術の創部であっても、原因細菌の感染予防効果はなく、常在細菌叢《じょうざいさいきんそう》（からだの決まった部位に集団で常在している微生物）も乱すうえ、耐性菌（抗菌薬が効かない菌）も増やすなど、メリットよりもデメリットが勝ることになります。

日本でよく行われているガラガラうがいは、外国の人はうまくできなかったりします。現在、日本の厚労省で推奨している新型コロナウイルスの感染予防策には、手洗いとマスクは含まれますが、「うがい」はあえて記載されていません。

4 せき風邪

†咳はなぜ出るのか？

風邪をひくとなぜ、咳《せき》症状が出るのでしょうか？ 咳とは、気管（肺につながる管）内に入った分泌物や異物を気管外に排除するためのからだの「防御反応」です。つまり、風邪症状で鼻水や痰《たん》が多く、それにより咳が出ている場合には、咳のおかげで肺炎にならずに済んでいると言えます。気管内に入った分泌物や異物を咳で気管外に出すことができなくなった場合それがこじれて肺炎となるのであり、咳がひどくなって肺炎になるわけではありません。

ただ、慢性的に持続する咳症状が非常につらく、睡眠を妨げたり、食事をとることも困難になる場合には、過度な咳をやわらげるために咳止め（鎮咳薬《ちんがいやく》）を用いることも必要となります。また、鼻水や痰などの分泌による咳ではなく、気道が過敏になって咳が出ている場合は考え方も異なってきます。

†「せき風邪」に【咳止め（鎮咳薬）】は効くのか？

結論からいうとほとんどの咳止め（鎮咳薬）は、「咳を鎮《しず》める効果」はありません。海外だけでなく、日本呼吸器学会が発行している「咳嗽《がいそう》に関するガイドライン 第2版」においても、風邪に対する咳止めは、無効あるいはデメリットが勝ると明記され、その処方は推奨されていません。「咳嗽《がいそう》」とは、咳《せき》という意味です。

鎮咳薬の中で少し効果が期待できるのは、麻薬性鎮咳薬であるコデインリン酸塩と非麻薬性のデキストロメトルファン臭化水素酸塩水和物（メジコン®）とされます。しかし、風邪症状の咳に対しては十分な効果は期待できないとされており、コデインリン酸塩は、便秘や悪心（吐き気）・嘔吐、依存性などの副作用があるためにデメリットの方が勝ります。小児では呼吸抑制や突然死、不整脈、不眠、興奮、痙攣《けいれん》、傾眠などの副作用も報告され、2019年4月からようやく日本でも12歳未満への処方は禁止となりました。

それでは、非麻薬性であるデキストロメトルファン臭化水素酸塩水和物（メジコン®）の効果はどうでしょうか？　成人において、1回2錠（30mg）を1日3〜4回（総量：90〜120mg）と高用量かつ頻回に内服すると、咳がやや軽減する可能性があるという報告もありますが、その評価も不十分ともされ、特に風邪などの急性期の咳症状には効果は期待できないとされています。最近はこの成分が入っている市販薬も出ています。

その他現在処方されている鎮咳薬を見てみると、成人で処方されるベンプロペリンリン酸塩（フラベリック®）は一時的に半音程度音が低く聞こえる聴力障害の副作用が、小児に処方されるチペピジンヒベンズ酸塩（アスベリン®）は海外で乳幼児突然死症候群との関与が示唆されています。

つまり、いずれも効果がないどころかデメリットが勝る薬なのです。特に乳幼児（6歳未満）は気管そのものが狭く発達も不十分なため、気管内に入った鼻水や痰を自分で出せず、咳を出す力も非常に弱い中、からだは肺炎にならないために頑張って咳込んでいます。

テオフィリン製剤	●テオフィリン（テオドール®、テオロング®、スロービッド®、テルバンス®、ユニフィル®LA、ユニコン®、チルミン®） ●アミノフィリン水和物（ネオフィリン®）
長時間作用性 β_2 刺激薬（LABA）	●ツロブテロール（ホクナリン®、ベラチン®、ツロブテロール®、ツロブテロール塩酸塩®） ●クレンブテロール塩酸塩（スピロペント®）
短時間作用性 β_2 刺激薬（SABA）	●プロカテロール塩酸塩水和物（メプチン®） ●サルブタモール硫酸塩（ベネトリン®）
混合型アドレナリン作動薬（エフェドリン）	●エフェドリン塩酸塩（ヱフェドリン「ナガヰ」®、エフェドリン塩酸塩®） ●*dl*-メチルエフェドリン塩酸塩（メチエフ®）

表4-4：気管支拡張薬の分類（著者作成）

咳は、からだを守るために必要な「防御反応」であり、鎮咳薬が効いてもらっては困るのです。

†「せき風邪」に【気管支拡張薬】は効くのか？

鎮咳薬がダメならば、他の咳止めと称して出される薬剤はどうでしょうか？ その一つに気管支を拡げる薬である「気管支拡張薬」があります。

「鎮咳薬（咳止め）だけでは咳がおさまらないので、気管を拡げるお薬を追加しておきます」

「胸の音が、何となく「ゼイゼイ」と聴こえるので、気管を拡げるお薬もいくつか出しておきます」

「咳がひどい時には、咳止めの貼り薬（ツロブテロール）を胸や背中に1枚貼ってください」

などと説明を受けて、もしくは、説明もなく処方されたことはないでしょうか。気管支拡張薬（**表4-4**）を咳止めとして処方する慣習はよく見られます。その医学的な根拠と効果のエビデンス（科学的証拠）はあるのでしょうか。いくつか挙げてみましょう。

1：風邪の咳や気管支炎に対し、プラセボ（暗示効果）に対し効果がないどころか、かえって咳症状が長引き、手の震えや動悸《どうき》などの副作用もみられ、メリットは何もなかった。[22]（プラセボ効果とは、効き目ある成分が何も入っていない薬を服用しても、患者さん自身が、自分が飲んでいる薬は効き目があると思い込むことで、病気の症状が改善したように実感する効果のことを指します）

2：気管支拡張の内服薬（飲み薬）は、咳症状を軽減する効果も呼吸状態をよくする効果も全くなかった。[23,24]

3：咳止めの貼り薬であるツロブテロール（ホクナリン®テープ）が使われているのは日本と韓国だけで、世界では認可されていない薬である。本来は喘息をコントロールするための薬であり、咳止めではない。

4：最もよく使われてきた気管支拡張薬テオフィリン製剤（表4-4）は、これも喘息を治療するための薬である。使用するためには定期的な採血による薬剤の血中濃度測定が必要とされる。しかし現在では、喘息に対する効果は否定されてきている。風邪をひいた時などに薬剤が体内から出ていく時間が約1・7倍にまで延長されることを考慮すると、風邪や気管支炎、喘息の兆候に対して気軽に使うような薬剤ではない。[25]血中濃度が上がり過ぎると急性中毒症状として吐き気や嘔吐、興奮、食欲不振、下痢、不眠、手の震えが見られる。慢性中毒症状として、不整脈や痙攣《けいれん》などの重篤な症状が現れやすい。血中濃度が低すぎれば当然何の効果もなく、ちょうどいい濃度でも何の効果もないとなれば、デメリットしかない薬剤と考えられる。

特に5歳以下の小児には痙攣が発症しやすく、血中濃度が高くなくても痙攣などの重篤な後遺症をきたしやすい。喘息であっても安易なテオフィリン製剤の使用は避けるべき。[26]

咳がひどいから、長いからといって、慣習的にテオフィリン製剤とともにマクロライド系抗菌薬（エリスロマイシン®、クラリスロマイシン®）などを処方される場合がありますが、要注意です。これらの抗菌薬と併用することによりテオフィリンの血中濃度を上げてしまい、急性中毒症状のリスクはさらに高くなってしまうのです。[27]

1〜4に挙げた理由から、風邪による咳や急性気管支炎に対して気管支拡張薬（表4−4）を使うのは、メリット（咳を軽減する）がないばかりか、デメリット（中毒症状）しかないという結論が出せます。せき風邪に気管支拡張薬は処方すべきではないのです。

†あなたのその咳、本当に「咳喘息」？

急性期（発症して3週間以内）の咳に対し、「咳喘息《せきぜんそく》」という名のもとに、気管支拡張薬とステロイド薬の入った吸入薬や内服薬を処方されたり、ステロイド点滴をされるケースを時々みかけます。

咳喘息というのは、いわゆる喘息とは定義が異なります。咳症状が喘鳴《ぜんめい》（ゼイゼイすること）のない咳が3〜8週間以上持続し、聴診音も異常なく、吸入の気管支拡張薬で咳が改善する場合に疑う病気のことです。

3週間以内でおさまる咳の場合には疑うことのない病気ですが、なんでもかんでも「咳喘息」とされてしまっているケースが多いようです。効果が無くてもなぜか診断を変えずに漫然と薬を出し続けている医師を意外に多くみかけます。専門医として呼吸器内科を標榜している医師の中にも誤解されていることさえあるのです。

とはいえ本当に「咳喘息」にかかっている場合、放置すると10〜30%で喘息になってしまうこともあるので、見逃さないようにすることも重要です。根拠に基づいた正しい診断、処方、経過観察が基本なのは他の病気と変わりません。そもそも通常の喘息の診断が難しい時もあります。過去の既往や詳細な診察から、その咳発作が通常の喘息発作である可能性もあります。丁寧な診察と経過を診るということが非常に重要になります。

医師が咳をきちんと「見極め」られるかどうか。風邪の咳に気管支拡張薬は害でしかありません。気管支拡張薬の処方を医師から言われたら、根拠や理由について尋ねてみると良いでしょう。

†「せき風邪」に【去痰薬】は効くのか？

鼻炎止めの薬の項でも説明した「去痰薬《きょたんやく》」について、咳症状への効果という観点からみてみましょう。去痰薬は、いわゆる「風邪薬セット」として最も多く処方される薬剤で、咳症状を訴えた際には必ずといっていいほど処方されます。代表的なものにL-カルボシステイン（ムコダイン®）やアンブロキソール塩酸塩（ムコソルバン®）があり、市販薬の中には、ブロムヘキシン塩酸塩が入っていることが多いです。成人と小児とで分けて検討していきましょう。

成人の風邪の咳に対しては、残念ながら症状をやわらげる効果のエビデンス（科学的証拠）はありません。唯一効果が期待できるのは、肺気腫《はいきしゅ》などの慢性閉塞性《へいそくせい》肺疾患（COPD）の患者さんには、L‐カルボシステイン（ムコダイン®）やアンブロキソール塩酸塩（ムコソルバン®）は急激に悪化する頻度を下げることです。[28][29][30]同じ慢性的な呼吸器の病気に対して、「慢性気管支炎」「慢性鼻副鼻腔炎《びふくびくうえん》」「喘息」などと安易に診断して、サプリのようにダラダラと内服をしても効果は期待できません。

急性鼻副鼻腔炎（いわゆる蓄膿症《ちくのうしょう》）に対してもよく処方されていますが、これも臨床的な効果として十分なエビデンス（証拠）はありません。しかし、粘膜修復効果はあるとされ、成人に対しては中毒や副作用などのデメリットは多くないため、内服・処方してもそんなに問題はないとも考えられます。可もなく不可もない薬と言えそうです。

次に小児の風邪の咳に対しては、どうでしょうか？

2歳未満の小児には、そもそも去痰薬の安全性が証明されておらず、フランスなどの海外では使用そのものが禁止されています。[31]

2歳以上の小児に対しては、咳症状を若干軽減する可能性があり、副作用も少ないという報告[32]もありますが、プラセボ（偽薬）と比べて咳症状や呼吸困難の軽減効果には差がなかったという報告[33]もあり、特別期待できるような薬ではないと結論できます。

米国小児科学会のガイドラインにおいては、小児では、気管支の筋肉（平滑筋）を攣縮《れんしゅく》（収縮）することで粘膜がむくみ、空気が通りにくくなるという気管支攣縮を誘発し呼吸困難を招く可能性があり、デメリットが勝ると記載されています（前述）[12]。特に喘息がある場合には、咳を悪化させたり、気道を塞《ふさ》いでしまう可能性もあるので処方はしない方がよい薬と考えられます。

結論として、2歳以上の小児においては、喘息などの肺の病気がないのであれば、おまじない程度と理解したうえで処方・内服するのは「あり」という具合です。ちなみに私は、普段の診察では処方していません。

イスラエルでは、2歳以上5歳未満の小児には、L－カルボシステインよりもはちみつの方が、咳を軽減する効果が高かったという報告[34]があります。はちみつについては、後述します。

†「せき風邪」に【抗ヒスタミン薬】は効くのか？

「抗ヒスタミン薬」いわゆる抗アレルギー薬が風邪の咳症状に対して慣習的に処方されることが多いですが、結論からいうと効果は全くありません。[35]

2歳から5歳未満の小児では、第1世代抗ヒスタミン薬よりもはちみつの方が効果が高かったという報告[36]があります。

なお、気管支中枢にアレルギー性の炎症が起こって出る咳（アトピー性咳嗽《がいそう》）や、アレルギー性鼻炎によって過剰に分泌された鼻水がのどまで落ちてくる後鼻《こうび》漏《ろう》の症状には、抗ヒスタミン薬は効果が期待できます。そもそも風邪とは区別すべき症状です。

†「せき風邪」に【ロイコトリエン受容体拮抗薬】は効くのか？

せき風邪に対して処方される薬として、「ロイコトリエン受容体拮抗薬」も散見されます。プランルカスト水和物（オノン®）、モンテルカスト（キプレス®、シングレア®）などですが、これらは気管支喘息とアレルギー性鼻炎に対する薬であり、風邪の咳には効果がありません。

その咳症状が風邪かアレルギーかを見極めるのが医師の仕事です。医学的な根拠もなく、のどや気管のあたりがゴロゴロしているからといった印象だけで出す処方薬ではありません。

†「せき風邪」に【はちみつ】は効くのか？

前述したように、風邪の咳に対する「はちみつ」の効果が言われています。はちみつは、去痰剤や抗ヒスタミン薬よりも効果があり、また、鎮咳薬やプラセボ（偽薬）よりも効果が高いという報告があります[37 38 39 40]。

ただし、1歳未満の乳児は、まだ腸内環境が整っておらず、はちみつに含まれるボツリヌス菌が腸内で増えてしまい中毒を起こすデメリットがあるため、使用禁止です。母子手帳や育児書、食品表示にも書いてある禁止事項です。満1歳を過ぎれば大丈夫かというとそうとも言えず、1歳2カ月でもボツリヌス中毒の症状報告がありますので、慎重を要します。

はちみつは、意外に知られていませんが、日本国内でも処方箋で咳止めとして処方してもらうことが可能です。処方量（1回に摂取する量）の目安は、2〜5歳：2・5㎖（小さじ半分)、6〜11歳:5・0㎖(小さじ1杯)、12〜18歳:10・0㎖(小さじ2杯)とされています。処方されるはちみつは、市販のはちみつと全く同じものです。風邪による咳ならば、市販のはちみつでも効果が期待できるということです。ただし、摂り過ぎは虫歯のリスク、糖尿病のある方は血糖の上昇に注意が必要になります。

はちみつの摂り方は、スプーンでそのまま舐めてもいいですし、お湯に溶いて、冷ましながら少しずつ飲んでもいいでしょう。

18歳以上の成人では、はちみつだけでは効果が不十分であり、コーヒーにはちみつを入れて飲むと去痰剤やステロイドよりも咳を軽減する効果があったという報告[41][42]もあります。ただし、コーヒー(カフェイン)には覚醒作用があり眠りにくくなったり、摂り過ぎると胃が痛くなる可能性があるため、飲む量と時間帯には注意する必要があります。

副作用のない薬はありません。クスリはリスクという前提に立って、メリットとデメリットのバランスを考えて使うことが大切です。

†せき風邪と薬・まとめ

ここまで「せき風邪」つまり、風邪の咳にいかに多くの薬が慣習的に処方されているのか見てきました。咳は、風邪の症状の中でも目立ち、続くとつらい症状だからだと思います。繰り返しにはなりますが、咳は肺炎にならないための大事な防御反応です。その防御反応をやわらげる薬というのは、そのほとんどは効果がないどころか、デメリットが勝るというのが実情なのです。風邪症状のほとんどの咳は自然に軽減され、病気の改善とともに治癒するものです。

防御反応の咳を止めるのではなく、咳がひど過ぎる・長過ぎる場合に、風邪ではない他の病気を疑い、それを見極めるのが本来の医師の仕事です。医療機関に受診する本来の目的は、慣習的な咳止めの薬をもらうためではなく、知識と経験のある医師に病気の見極め・相談をするためです。処方薬によって、見極めができるかどうか個々の医師のスキル（腕前）が現れます。また、つらい咳症状には、証（症状）に合わせた漢方薬であれば、デメリットよりもメリットが勝るともいわれています（後述）。

5　ねつ風邪

†「ねつ風邪」に【解熱薬（熱さまし）】は効くのか？

風邪の主症状の1つに、発熱があります。風邪をひくとなぜ、発熱するのでしょうか？人間の体温は1日のなかで、朝は低めで、夕方にかけて高めになる傾向があります。これはサーカディアンリズムに大きく影響を受けています。

風邪のウイルスや細菌などが体内に侵入し感染すると、それを伝えるための信号（サイトカイン）が放出され、脳の視床下部《ししょうかぶ》にある体温管理部位に働き、体温の設定が高く設定されます。このようなからだの仕組みで、風邪を引くと体温が上がるのです。

からだは体温を上げるために、皮膚の血管を拡張します。また、汗が出ないように汗腺を閉じたりして熱が放散するのを防ぎます。筋肉を震えさせて熱を産生する反応も起こします。発熱時に起こる、からだの火照《ほて》り、悪寒《おかん》（さむけ）、震えは、体温を上げようとする反応そのものなのです。

ではなぜ、からだは体温を上げようとするのでしょうか？　発熱することにより、ウイルスや細菌の動きを抑えて、好中球やリンパ球などの免疫細胞の動きを活発化し、治癒能力を高めるため[43,44]といわれています。

風邪などの感染症の場合には、からだが必要ないと判断すれば発熱することはありません。また、風邪が落ち着き、もう発熱させる必要がないとからだが判断したら、信号（サイトカイン）量は減少し、体温管理部位の設定温度が通常（36〜37℃）に戻され、自然に解熱していくことになります。

つまり、「発熱」は防御反応であり、我々の味方なのです。

そうは言っても、高熱で休むことも眠ることもできない場合もあるでしょう。病気の時はからだを休めることが回復への近道なのに、過度の防御反応（高熱）は治癒効果を下げてしまいます。からだを休めるために仕方なく、解熱させる薬を検討します。これが、つらい発熱に対して「解熱薬」を処方、内服する理屈です。

解熱薬を使うことにより、脳の中の体温管理部位の設定温度が低くなり、汗腺を開放し、汗を出すことを促し、解熱効果が得られます。

では解熱薬は、いつ使うのが正しいのでしょうか。昔からよく38・5℃を基準に解熱薬を飲んで熱を下げるよう指示する医師がいますが、実は何の根拠もありません。38℃だったら低過ぎる、39℃だったら高過ぎるので、その中間の38・5℃を基準にしとけ、というような白か黒かよりもグレーを好む日本人らしい〝なんとなく基準〟でしかありません。ゆえに40℃であっても、本人がつらくなければ熱を下げる必要性はないし、つらすぎるならば38℃で下げてもいいのです。ただ、あくまでからだを休めるために仕方なく熱を下げるのであって、発熱は味方であることを理解しましょう。つらすぎる時だけ解熱薬を使う「頓服《とんぷく》」としての使用となります。

実際、集中治療室患者を対象に、38・5℃以上を基準として解熱薬を使用した場合と40℃以上を基準にしたものとを比べて前者の方が死亡率が高かったという報告[45]や重症感染症（敗血症）を悪化させたという報告[46]、反対に差はなかったという報告[47]もあります。少なくとも安易に使うことにメリットが勝ることはなさそうです。また、風邪に解熱薬を頻回に使うことにより、風邪症状が長引き、治るのが遅くなったという報告[48]もあります。

昔ながらの日本の慣習的処方で1日3回の解熱薬を、発熱の有無や程度などに関係なく処方・内服するのは、お勧めできません。病気の状態すら評価が難しくなり、デメリットが勝ることになります。辛すぎるときに休むためにやむを得ず頓服として飲むのがベストです。使ってはいけない薬ではなく、上手に使うことがポイントになります。

†解熱薬の量とタイミング

「解熱薬」には、他に2つの注意事項があります。飲む量とタイミングです。

風邪の発熱に対して年齢に関係なく、安全かつ頻用される解熱薬にアセトアミノフェン（カロナール®、コカール®、アンヒバ®、アルピニー®）があります。これは体重1kgあたり10〜15mgが適正量ということになっている薬剤ですが、かなりいい加減に処方しているのをよく見かけます。

たとえば体重20kgであれば、1回に200〜300mg、体重40kgであれば、400〜600mg、体重50kgであれば、500〜750mgが適正量となります。にもかかわらず、体重60kgの人に200mgや300mgの錠剤を1回に1錠だけの量とするのはかなり少ない処方量なのです。

市販薬では、十分量で販売が認可されていないため、なおのこと含有量が少なくなっています。そこで作用機序の違う解熱薬（イブプロフェン、エテンザミド）なども混ぜて、「2つの効き目、ダブルブロック！」といった売り込みをしてごまかしている状態です。

医療機関で処方されるのであれば、きちんと体重換算量で処方されるべきです。そして使うときには、効果的なタイミングで使うことが必要になります。

解熱剤を発熱する前に予防で内服される方がいますが、意味や効果はなく、胃痛などの副作用のリスクが勝ります（ちなみにこの時に胃薬を一緒に頓服内服しても、胃痛や胃炎の予防効果はありません。これも悪しき慣習処方セットです）。

寒気や震えがあるときは、これから発熱する、さらに発熱する予兆だったりします。解熱薬はそれらがなくなり発熱がピークになった際に使用すると効果的で、そもそも1時間後に1℃を下げるくらいの効果しかありません。からだが必要と判断すれば、自然に解熱することになります。

†「ねつ風邪」に【クーリング】は効くのか？

解熱薬を内服する以外、発熱時の対処法としてよくされてきたのが「クーリング」です。おでこに氷袋や冷やしたタオルを当てたり、ジェル状の冷却シートなどを貼ったり、氷枕にタオルを巻いて頭の下に置いたり。しかし、医学的に解熱効果は全くありません。[48]

医学的な根拠はないものの、おでこや枕を冷やすことで気持ちよく過ごせるのであれば、使用しても特に問題はありません。

医療機関で多用されていた3点クーリング（首の周り・わきの下・股の間）は、体表にある大きな動静脈の部位を冷やし、血液を冷やせば体温が下がるとの考えからです。しかし現在、医学的には効果がないとされています。それどころか積極的な3点クーリングにより酸素消費量が増え、心肺に負荷がかかり過ぎてデメリットが勝る[49][50][51]ともいわれています。

6 総合感冒薬

†「風邪」に医療機関で処方される【総合感冒薬】は効くのか？

ここまで、慣習的に良かれと思って処方されてきた対症療法薬の数々が、十分な効果がないどころか実はデメリットが多いことをエビデンス（科学的根拠）を示して説明してきました。次に、保険適用の「総合感冒薬」についても検討してみましょう（表4‐5）。保険適用というのは、医師が処方箋として処方できる薬ということです。「総合感冒薬」とは、感冒（風邪）の諸症状に対する複数の薬が配合されている薬のことです。

総合 2 種配合薬：中枢性麻薬性鎮咳薬＋去痰薬
1 回成人量 コデインリン酸塩水和物＋桜皮エキス （濃厚ブロチン®コデイン配合シロップ：2016 年 11 月発売中止、サリパラ®・コデイン：2018 年 3 月発売中止）
総合 3 種配合薬：中枢性麻薬性鎮咳薬＋混合型アドレナリン作動薬＋去痰薬
1 回成人量 ジヒドロコデインリン酸塩（1 mL 中 2 mg）＋エフェドリン塩酸塩（1 mL 中 2 mg）＋塩化アンモニウム（1 mL 中 5 mg） （セキコデ配合シロップ）
総合 3 種配合薬：中枢性麻薬性鎮咳薬＋混合型アドレナリン作動薬＋抗ヒスタミン薬
1 回成人量 ジヒドロコデインリン酸塩 9〜10 mg＋*dl*-メチルエフェドリン塩酸塩 20〜21 mg＋クロルフェニラミンマレイン酸塩 4〜4.5 mg （フスコデ®配合錠・配合シロップ）（ニチコデ配合散）（フスコブロン®配合シロップ）（プラコデ配合散・配合シロップ）（ムコブロチン®配合シロップ）（クロフェドリン® S 配合錠・配合シロップ）（ライトゲン®配合シロップ）
総合 4 種配合薬：抗ヒスタミン薬＋解熱鎮痛薬×2＋カフェイン
1 回成人量 プロメタジンメチレンジサリチル酸塩 13.5 mg＋サリチルアミド 270 mg＋アセトアミノフェン 150 mg＋無水カフェイン 60 mg （PL 配合顆粒）（ピーエイ配合錠）（ヘブン®顆粒：2010 年 3 月 31 日発売中止）
総合 6 種配合薬：中枢性麻薬性鎮咳薬＋混合型アドレナリン作動薬＋抗ヒスタミン薬＋気管支拡張薬＋解熱鎮痛薬＋催眠鎮静薬
1 回成人量 ジヒドロコデインリン酸塩 5 mg＋*dl*-メチルエフェドリン塩酸塩 10 mg＋ジフェンヒドラミンサリチル酸塩 6 mg＋ジプロフィリン 40 mg＋アセトアミノフェン 200 mg＋ブロモバレリル尿素 120 mg （カフコデ® N）

表 4-5：保険適用総合感冒薬（著者作成）

一般的なものはPL配合顆粒、ピーエイ配合錠で、一度は見聞きしたことがあるのではないでしょうか。薬の成分としては、風邪薬で眠気が出るイメージを刷り込むことになった第1世代抗ヒスタミン薬であるプロメタジンメチレンジサリチル酸塩（鼻炎止め目的）、解熱鎮痛薬アセトアミノフェン（体重10〜15kg相当のかなり少ない量）、解熱鎮痛薬サリチルアミド、覚醒作用のある無水カフェイン60mg（コーヒー1杯に含まれる90mgより少ない）の4種が配合された感冒薬になります。

他の保険適用総合感冒薬には、鎮咳効果の目的で気管支拡張薬、中枢性麻薬性鎮咳薬としてのジヒドロコデインリン酸塩などが追加されているものもあります。つまり、ここでもデメリットの多い薬が処方されているのです。成人へのデメリットはもちろんのこと、米国をはじめとする海外では、12歳未満への処方が2017年に禁止されています。海外では依存性が高いために禁止されている咳止め薬コデインが、日本では商品名に「コデ」とわざわざ入れて総合感冒薬として販売されています。

中でも総合6種を配合した感冒薬カフコデ®Nにはブロモバレリル尿素という成分が入っており、非常に危険な薬剤です。依存性の強い催眠鎮静薬であり、呼吸抑制作用も強く安全性が極めて低いもので、海外では発売が禁止されています。国内ではこの成分による急性、慢性ブロム中毒が起きています。ブロム中毒では、連続使用により体内蓄積され、中毒性も強く、倦怠感《けんたいかん》、吐き気、小脳失調、小脳症状、眼筋麻痺、脳幹症状などが起こります。

カフコデ®Nには、それ以外に主な成分であるコデイン（中枢性麻薬性鎮咳薬）、ごく少量の解熱鎮痛薬、第1世代抗ヒスタミン薬、気管支拡張薬2種と合計6種類の薬が入っています。今や効果がなく、デメリットが多いとされる薬剤ばかりが入っており、昭和時代の過去の遺物と言ってもよい薬なのです。

感染症診療についてアップデートしていない医療機関ではこのような薬が依然として処方されています。さらに、風邪という診断の際にはこれらの総合感冒薬に加えて、先述の個々の対症療法風邪薬、風邪などのウイルス感染症には効果が期待できない抗菌薬（抗生物質）、抗菌薬の副作用の下痢予防のために整腸薬、多数の処方があるので胃薬……と多くの薬を追加処方されている例も見かけます。

風邪症候群は、本来であれば自然治癒するものです。それなのに、症状を軽減する効果どころかデメリットの多い薬剤を複数処方しているというリアルがあります。

†「風邪」に市販の【総合感冒薬】は効くのか?

医師の処方箋がなくとも、ドラッグストアでは一般用医薬品の「総合感冒薬」を買うことができます。いわゆる市販の風邪薬です。**表4-6**に、市販の風邪薬の成分を示しました。市販の風邪薬というのは、成分の組み合わせや量を微妙に変えて、消費者にとってインパクトの大きい新たな商品名をつけて販売しているに過ぎません。同じ商品名で「のど風邪」用、「はな風邪」用、「せき風邪」用、「ねつ風邪」用などと銘打って売られているのは、その配合のバランスを微妙に変えているだけだったりします。

一昔前の医療業界では、「風邪には対症療法薬を!」というのが常識でした。しかし、繰り返しにはなりますが2000年頃以降エビデンス(科学的根拠)に基づいた医療が求められるようになり、風邪薬の効果が再検証されました。結果として、対症療法薬の個々の薬剤成分の効果や組み合わせには風邪症状を治したり軽減したりする効果はなく、使用によるデメリットがそれに勝るということが明らかになりました。これが令和時代の今の常識であり、発売中止となった薬も少なくありません。

市販の風邪薬の1つ1つの成分は、安全性を優先するため病院で処方される総合感冒薬

解熱・鎮痛薬	アセトアミノフェン	
	サリチル酸系 NSAIDs	●アスピリン（アセチルサリチル酸） ●エテンザミド ●サリチルアミド
	プロピオン酸系 NSAIDs	●イソプロピルアンチピリン ●イブプロフェン（ブルフェン®） ●ロキソプロフェンナトリウム（ロキソニン®）
抗ヒスタミン薬	第1世代 抗ヒスタミン薬	●クレマスチンフマル酸塩（テルギンG、タベジール®） ●ジフェンヒドラミン ●ジフェニルピラリン ●マレイン酸カルビノキサミン ●*d*-クロルフェニラミンマレイン酸塩（ポララミン®、ネオマレルミン）
鎮咳薬	中枢性非麻薬性 鎮咳薬	●デキストロメトルファン臭化水素酸塩水和物（メジコン®） ●ノスカピン ●チペピジンヒベンズ酸塩（アスベリン®）
	中枢性麻薬性 鎮咳薬	●リン酸ジヒドロコデイン ●ジヒドロコデインリン酸塩
気管支拡張薬	● *dl*-塩酸メチルエフェドリン ●塩酸プソイドエフェドリン ●ジプロフィリン（キサンチン誘導体）	
去痰薬	●グアイフェネシン ●グアヤコールスルホン酸カリウム ●ブロムヘキシン塩酸塩（ビソルボン®） ● L-カルボシステイン（ムコダイン®） ●アンブロキソール塩酸塩（ムコソルバン®）	
消炎酵素薬・抗炎症薬	●リゾチーム塩酸塩（レフトーゼ®）2016年3月販売中止 ●トラネキサム酸（トランサミン®）	
ビタミン薬	●ビスイブチアミン（ビタミンB_1誘導体） ●リボフラビン（ビタミンB_2） ●ベンフォチアミン（ビタミンB_1誘導体） ● L-アスコルビン酸ナトリウム（ビタミンC） ●チアミン硝化物（ビタミンB_1硝酸塩） ●リボフラビン（ビタミンB_2）	
無水カフェイン	頭痛を抑える？　抗ヒスタミン作用による眠気の副作用の拮抗目的？	

表4-6：薬局で買える一般医薬品総合感冒薬に含まれる各成分（著者作成）

より少なめになっています。医療機関で処方される総合感冒薬の各成分ももともと非常に少ないものですが、市販薬はそれよりさらに少なくなっているのです。そのイメージをカバーするためなのか、多くの種類の成分を混合処方してあります。また、副作用を抑えた比較的新しい成分の薬は、市販薬には認可されていない背景もあり、古い薬を集めて販売認可した薬と言ってもいいのかもしれません。

コロナ禍以降、「セルフメディケーション」がキーワードとなり、風邪にかかった際には病院を受診するのではなく、薬局で市販の風邪薬を買う傾向が強くなりました。国も税制や事業支援の政策として推進してきました。これは良い方向に向かっていると言えるのでしょうか。

たとえば保険診療薬のPL顆粒と全く同量同成分の入った「パイロンPL顆粒Ｐｒｏ」という商品が２０２１年８月に市販されるようになりました。病院に行かずとも、同様の薬が手軽に手に入るのは患者さん側からすると助かるとの見方もできますが、ここまで説明してきた治療効果という面では疑問が残ります。総合感冒薬自体が、風邪症状を軽減する効果のないことが明らかになっているからです。市販の風邪薬と病院処方の総合感冒薬はどちらがよく効くのか？　という質問をよくされますが、前掲の薬の場合は、同量同成分なのですから、効果の大きさを比較する問いそのものに意味がありません。他の市販薬も同成分である限り同じです。しかもいずれの薬も、薬効がないうえに副作用はあるという残念な答えになります。

繰り返しにはなりますが、海外の多くの国ではすでに、6歳未満に総合感冒薬などの風邪薬の使用は警告・禁止しているケースがたくさんあります。米国では、小児や成人の風邪症状に対しての総合感冒薬、また18歳未満に対してはコデインを推奨していません。[52]

†危険な風邪薬

近年、薬の「オーバードーズ（OD）」が問題視されています。ODとは、薬を一度に大量に内服することをいい、NHKでは「市販の薬を過剰に摂取することで、精神的苦痛から逃れる「オーバードーズ」に走る」若者が増えていることが報じられていました（NHK首都圏ナビ2021年7月1日）。ここでは、ODをしてしまう人が大量内服するとされている風邪薬の危険性を説明しましょう。俗称として、「金パブ」、「Sブロ」と呼ばれている薬です。

「金パブ」というのは、パブロンゴールド®、「Sブロ」というのはエスエスブロン錠剤®

のことを指します。共通して含まれる成分は、中枢性麻薬性鎮咳薬であるジヒドロコデイン、リン酸塩、気管支拡張薬であるメチルエフェドリン塩酸塩、第1世代抗ヒスタミン薬であるクロルフェニラミンマレイン酸塩の3つです。これら3つは、他の有名な総合感冒薬にも主配合成分として入っていることが多いものです。大量に内服することで夢うつつな感覚、いわゆるトリップ状態になるため、現実逃避のために使われてしまうのです。

商品によっては、第1世代抗ヒスタミン薬の成分が、クレマスチンフマル酸塩であったり、ジフェンヒドラミンだったりすることもあります。クレマスチンフマル酸塩は眠気が強く出るため、乗り物酔いの薬の主成分として配合されたりしますが、花粉症などのアレルギー性鼻炎薬にも含まれているものがあります。ジフェンヒドラミンは、じんましんの薬としてのレスタミンコーワ糖衣錠®として販売されており、これを大量内服してもトリップ状態になり得ます。「レタス」という隠語で呼ばれているようです。ドリエル®などの睡眠改善薬として販売されている薬剤に使われている成分です。

気分を落ち着かせる鎮静薬として販売されているウット®という商品には、ジフェンヒドラミンのほかに、ブロモバレリル尿素も主成分に含まれています。この成分は、前述したように非常に依存性の強い催眠鎮静効果があり、呼吸抑制作用も強く安全性が極めて低いため、海外では発売禁止されているものです。国内でも、この成分による急性・慢性ブロム中毒が起きています。保険適応の総合感冒薬カフコデ®Nには1回量に120mg含まれており、ウット®には83・3mg、1日3回の内服になります。同じ成分は、市販薬の解熱鎮痛薬ナロンエース®、歯痛・頭痛薬大正トンプク®にも、1回量に200mgが含まれています。

これらの成分は、適正量で数日の内服であれば問題ないことが多いのですが、これまで説明してきたように風邪症状を軽減、改善する効果は非常に乏しく、依存性・中毒性が強いものです。明らかにデメリットが勝るため、内服するべき風邪薬ではありません。

2014年6月に厚生労働大臣から「濫用《らんよう》等のおそれのある医薬品」が通達されました。エフェドリン、コデイン、ジヒドロコデイン、ブロムワレリル尿素、プソイドエフェドリン、メチルエフェドリンの6成分です。薬を提供する側（薬局や販売業者）に注意喚起するものですが、受け取る側も注意が必要です。依存性があっても販売数量に制限がされていない成分や商品は、これら以外にも多くあります。インターネット販売では制限なく購入できるリアルもあります。

これらの薬物は合法的に手に入る薬ですが、薬物依存への重症度は、覚醒剤や大麻より高いことが明らかになっています。2020年9月厚生労働省から公表された医薬品販売制度実態把握調査の結果から、再使用率も高いことがわかっています。

7　抗菌薬、サプリメント、点滴、漢方薬

†「風邪」に【抗菌薬（抗生物質）】は効くのか？

先にも引用しましたが、2020年12月に非医療従事者を対象にインターネットで実施された武田コンシューマーヘルスケア・国立国際医療研究センター病院の調査では、「抗菌薬（抗生物質）は、風邪のウイルスをやっつける効果がある」と回答した方が約50％、「分からない」が約32％という結果でした。

そもそも抗菌薬は、ウイルスではなく細菌をターゲットとした薬であるため、効果は全くないというのがゆるぎない結論です。風邪の症状をこじらせないための予防投与としてもあり得ません。むしろ逆効果さえあり、耐性菌を誘導したり、実際に細菌感染となった際の診断を困難にさせるのです。

しかし、風邪というウイルス感染からこじれて細菌感染症になるのを防ぐ「予防効果がある」という論文[53][54]も、実はあります。

これは、風邪の患者さん4000人に抗菌薬を予防投与したら、1人だけ細菌感染症(肺炎や喉の奥に膿《うみ》がたまる咽後膿瘍《いんごのうよう》)を予防できた、という報告[53]です。割合にすると0・025%の予防効果です。また、風邪をこじらせて肺炎で入院する人を減らすという観点から抗菌薬の予防効果を調べた論文[54]では、12・225人に1人を予防できる効果だったとのこと。割合にして0・00008%の予防効果です。

ここで注意しなくてはならないのは、抗菌薬にも副作用があるという点です。皮膚の発疹や下痢が1～5%、アナフィラキシーショックが0・1%以下で起こるとされています。どちらの論文でも抗菌薬の副作用の方がはるかに高く、デメリットが大きいことになります。

咳や鼻症状(鼻炎・鼻閉)があると、医学的な診断根拠がないのに、「肺炎のけ」、「蓄膿症のけ」、「喘息のけ」などと曖昧に説明して、クラリスロマイシンやアジスロマイシンといったマクロライド系抗菌薬を〝なんとなく〟慣習的に処方する医師が残念ながらまだ多くみられます。呼吸器内科や耳鼻咽喉科など専門医の資格を持つ医師になぜか多い傾向がみられ、専門医は重症例や難治症例を診ることの経験が非専門医よりも多いため、「一応、念のため」とつい処方してしまうのかもしれません。

乳幼児や高齢者に処方すると低カルニチン血症（低血糖や意識障害、痙攣など）という副作用が出やすい第3世代経口セフェム系抗菌薬（セフジトレンピボキシル：メイアクト®、セフカペンピボキシル：フロモックス®など）、既往や合併、家族歴、リスク因子のある方に投与すると致死性の不整脈や大動脈瘤《だいどうみゃくりゅう》や大動脈解離などを引き起こすリスク、重症筋無力症の悪化、50歳以上の方のアキレス腱炎や断裂などの副作用のあるキノロン系抗菌薬（レボフロキサシン：クラビット®、ガレノキサシン：ジェニナック®、ラスクフロキサシン：ラスビック®など）、心血管系の病気を持つ方に投与すると心血管系死亡リスクが約3倍になる報告[55]のあるマクロライド系抗菌薬の1つであるアジスロマイシン（ジスロマック®）などリスクを伴うこともあるのが抗菌薬です。メリットがデメリットを勝るとき以外には、安易に使用してはいけないのが抗菌薬なのです。

どんなにいい薬でも副作用のない薬はなく、クスリはリスクともいいます。根拠に基づいた診断のもとに、メリットが勝る場合にのみ根拠に基づいた処方をすることが重要となります。

†「風邪」に【サプリメント】は効くのか？（ビタミンC・D・亜鉛・鉄）

ビタミンCの風邪の予防効果については、過去70年以上にわたり議論が続けられています。ビタミンC（アスコルビン酸）は、上皮バリア機能や免疫細胞機能の促進、感染部位への白血球の遊走と貪食作用、抗体産生に必須な成分だからです。しかし医学的にその予防効果は乏しいという見解に落ち着いています。一方で、小児・成人ともに風邪のつらい症状の約10～20％を軽減する可能性を示唆する報告[56]もあります（ただし、小児は年齢によって量の調整が必要）。この場合、1日に必要とされる量は1000mg～2000mgと多く、1000mgよりも2000mg以上摂取する方が効果が大きい[57]ともいわれます。また、喫煙者や受動喫煙者の場合にはもっと必要とされています。

ビタミンCは尿中に排泄されるため副作用は少ないのですが、1日の摂取量が3000mg～4000mg以上となると下痢や腹痛、吐き気などの消化器症状が現れたり、腎臓の病気のある方には尿管結石などのリスクを伴うことになります。やみくもに摂ればいいというものでもないようです。

ビタミンDは、免疫細胞であるマクロファージの殺菌力を増加させ、免疫機能を促進する成分とされています。ビタミンD欠乏状態では、風邪などの急性気道感染症のリスクを高めてしまうため、1日50μg（2000IU）の摂取が必要とする報告[58]があります（これも小児においては量の調整が必要）。ビタミンDは経口摂取以外にも日光などの紫外線作用で皮膚でも産生され、必要摂取量が変わってくるため、安全性も考慮すると1日50μg（2000IU）の摂取を基本量として考えるべきとされています。ビタミンCと異なり、ビタミンDは脂溶性ビタミンですから、排泄がよくありません。過剰摂取により、高カルシウム血症や腎障害などになるため、摂取量には注意が必要です。

亜鉛は、免疫細胞であるTリンパ球を誘導・活性化する効果があり、少ないとマクロファージや好中球、ナチュラルキラー細胞などの活動が低下するため、感染症にかかりやすくなるとされています。高齢者や糖尿病の患者さんでは、亜鉛欠乏症になっていることが多いともいわれます。

風邪の発症から24時間以内に亜鉛を最低75mg以上（1日当たり）摂取すると早期治癒や症状を軽減する効果が期待できるという報告[59]や、亜鉛10mgを毎日摂取し続けることで風邪の予防効果があるかもしれないという報告[60]があります。一方でそんなに変わらないという反対の報告[61]もあります。

亜鉛を5日以内という短期間、1日当たり50mg以上摂取しても特に副作用がないようですが、長期に漫然と摂取していると免疫機能低下や貧血、銅の吸収障害、嗅覚障害などが出ることもあるので注意が必要です。結論として、風邪を引いたときに早期治癒目的や症状緩和目的に短期で1日当たり75mg摂取したり、10mgの上限で風邪予防として摂取するのは、予防法としてありなのかもしれません。

これらを食事で摂ろうとすると亜鉛10mgは、牡蠣《かき》貝を毎日6個食べ続けることが必要です。あるいは、ピュアココア30杯もしくは抹茶77杯を毎日……どれも現実的ではありません。

風邪にかかったときには1日当たり75mg必要で、食事での摂取はなおのこと難しい量になります。市販の亜鉛サプリは1錠で10〜14mg、1錠10円ほどになります。亜鉛欠乏症の患者さんに保険適用で処方する亜鉛剤がありますが、風邪の治療や予防での保険適用にはなりません。

ちなみに、亜鉛の吸収をよくするためには、ビタミンCと一緒に摂取することで効果が高まります。

†「風邪」に【点滴】は効くのか？

「風邪をひいたので元気の出る、早く治る、栄養のある点滴をしてください！」と希望する患者さんがいらっしゃいます。

まったく水分が摂れない状態で脱水症状を起こしているような方に点滴は効果的ですが、自分で水分摂取が十分にできる場合や、意識状態がしっかりしている風邪症状の方には効果はありません。もちろん、予防にもなりません。点滴内に各種ビタミン剤を入れても効果はなく、ましてや点滴内に抗菌薬や気管支拡張薬、ステロイド薬などを入れて投与することはデメリットでしかありません。

点滴をするということは、血管に管を入れることになります。乳幼児や点滴のための血管確保が難しい方には、点滴の管を入れっぱなしで固定し、連日点滴のために通院してもらうこともあります。これはその点滴の管（カテーテル）からの細菌感染を起こすリスクを伴うことになり、メリットが多くない限りは、管は入れたままにしない方が良いものです。カテーテル感染を起こすと全身に細菌感染をきたすことになり、重症感染症となり得るのです。

よほどの脱水症状でもない限りは、「風邪で点滴」はデメリットしかないことになります。

†「3た論法」に陥っていないか

ここまで、風邪の際の対症療法薬や総合感冒薬、抗菌薬、安易な点滴などはメリットよりもデメリットが勝るということを述べてきました。中には、「そんなことはない！ これらの薬を飲んで楽になっている！」と感じている読者の方もおられるかもしれません。医師の中にも、経験的に患者さんに効果が出ているとの実感を得ている方もおられるかもしれません。

「3た論法」というのがあります。これは、ある薬や処置を使って症状が良くなった場合に「使った、治った、効いた」（3つの「た」）と単純に評価してしまうロジックをいいます。本来ならば自然治癒する風邪に対し、薬を飲んで次第に改善していった、点滴をしてベッドに横になって休んでいたので楽になった、という評価をしてしまうのです。不要な抗菌薬を処方されて、治った・治したと感じてしまう場合も含まれます。

抗菌薬に関しては、その発熱や風邪症状が、風邪ではなくたまたま何らかの細菌感染症であり、医師が診断しきれず運よく奏功した……という可能性もあるでしょう。その風邪症状が風邪ではないかもしれない、それを見極めてもらうために、医師の診察を受けるのに、これでは何の意味もありません。抗菌薬が必要な場合にも疾患ごとに適切な抗菌薬の選択と必要な日数というのもありますので再発や見逃しのリスクにすらなり得ます。

†日にち薬、時薬という考え方

「日《ひ》にち薬《ぐすり》、時薬《ときぐすり》」という言い方が関西の方言として使われています。月日の経過が薬代わりとなることを意味する言い方です。受診時には発熱以外には症状がなく、触診・視診・聴診でも肺炎や各種の細菌感染を疑う症状がなければ、非常に理にかなった考え方、言葉だと思います。

翌日に違う症状が出てくることにより感染症と診断できたり、風邪をこじらせて細菌感染症となることもあります。「経過を診《み》る」ことは、風邪を見極めるためには非常に重要な検査、治療なのです。このことについてきちんと説明をすることも医師の重要な仕事です。なんとなくいろんな検査をして、なんとなく抗菌薬や風邪薬を含めた多くの薬を処方するのは、本来の医療ではありません。

（例外的に新型コロナウイルス感染症のパンデミックの時期には、発熱したら、翌日に解熱したとしてもCOVID−19である可能性があるため、「検査」をする必要性があります）

医師の仕事とは、「診察」したうえで疑われる病気があれば、その診断に欠かせない「検査」を実施する。その診断した病気にはこういう効果が期待でき、治療には欠かせないから「薬」を処方する。それらの「説明」とともに、診察した時点での状態や病気の評価と今後の経過でどういった状態や病気が想定されるのか、どういった場合に再度受診した方が良いのかなどについても「説明」する。なんとなくの検査・処方よりも、しっかりとした「説明（説明処方箋＝0円）」が一番大事なのです。

✝「風邪」に【漢方薬】は効くのか？

そうはいっても、つらい風邪症状に何も薬が出ないのは……と考える患者さんや医師、看護師、薬剤師の方々も多いと思います。発熱や風邪症状が風邪かそうではないのかを見極めたうえで風邪という診断となった場合、日本では、漢方薬も1976年（昭和51年）より健康保険に収載され、保険適用で処方できるようになっています。

複数の生薬の個々の配合量や組合せで構成される漢方薬は、西洋医学的なエビデンスデータを出すことがなかなか難しいところでもありますが、とはいえ、およそ2000年前に著されたと言われる最古の漢方医学書「傷寒論」をもとに作られ、日本で江戸時代から独自の発展を遂げた漢方薬は、実績という名のエビデンスがあると考えることもできます。そして、その実績の漢方薬一つ一つは、最も効果が高く、副作用が起こりにくい生薬の組合せと配分比率の約束処方複合薬であり、死因の一番が感染症であった昔の時代からの長年の検証の結果であるため、風邪などの急性熱性疾患や感染症などには非常に効果的と考えられます。漢方薬は病名処方ではありません。風邪に葛根湯《かっこんとう》、インフルエンザに麻黄湯《まおうとう》といった「何でもかんでも」の単純な病名処方ではなく、患者さんの状態や症状に合わせた漢方薬を選択することが必要です。

漢方は、病気に対するからだのレジリエンス（ストレス耐性+自己治癒力）を高める効果を期待して使うものです。同病異治《どうびょういち》といって、同じ風邪であっても個々の体力、状態、症状などのフェーズにより処方薬剤が異なってきます。上手に使えば、メリットが勝る薬剤と考えられ、新型コロナウイルス感染症（COVID－19）や特にその後遺症症状に関してその効果が注目され、当院でも実際に多数処方しています。

†結論：風邪薬は必要か？

この章では、平成・令和時代の科学的根拠（エビデンス）をもとに、風邪症状で出される数々の薬や治療法について検証してきました。結論としては、風邪と診断できれば、風邪薬は不要です。風邪だと自分で判断できるのであれば、病院にも薬局にも行かなくてもいいのです。

風邪にしては症状がひどすぎる、長過ぎる場合に、風邪ではないかもしれないから受診する。特にコロナ禍においては、ワクチン接種歴や行動歴、基礎疾患の有無などから、新型コロナウイルス感染症（ＣＯＶＩＤ－19）かもしれないと思ったら、風邪を見極められる医師に相談するために医療機関を受診するのです。感度が１００％でないコロナの検査の結果だけ説明する医師では見逃しのリスクを伴います。やみくもに採血や検査をされたり、薬をもらうために受診することは意味がなく、特に本章で見てきた慣習的に処方されている西洋医学の数々の風邪薬には、デメリットが多く、メリットが勝る薬はありません。

その風邪症状がひどく、つらい場合には、その疾患や個々の症状や状態を見極められる医師に相談し、ときに効果的な漢方を選んでもらい、処方してもらいましょう。これならばメリットが勝ることもあります。

基本的に風邪は自然に治癒します。クスリはリスクなのです。副作用がゼロの薬はありません。薬は飲まないにこしたことはないのです。デメリットよりもメリットが勝る場合にのみ、効果的に内服をするというのが基本原則になります。

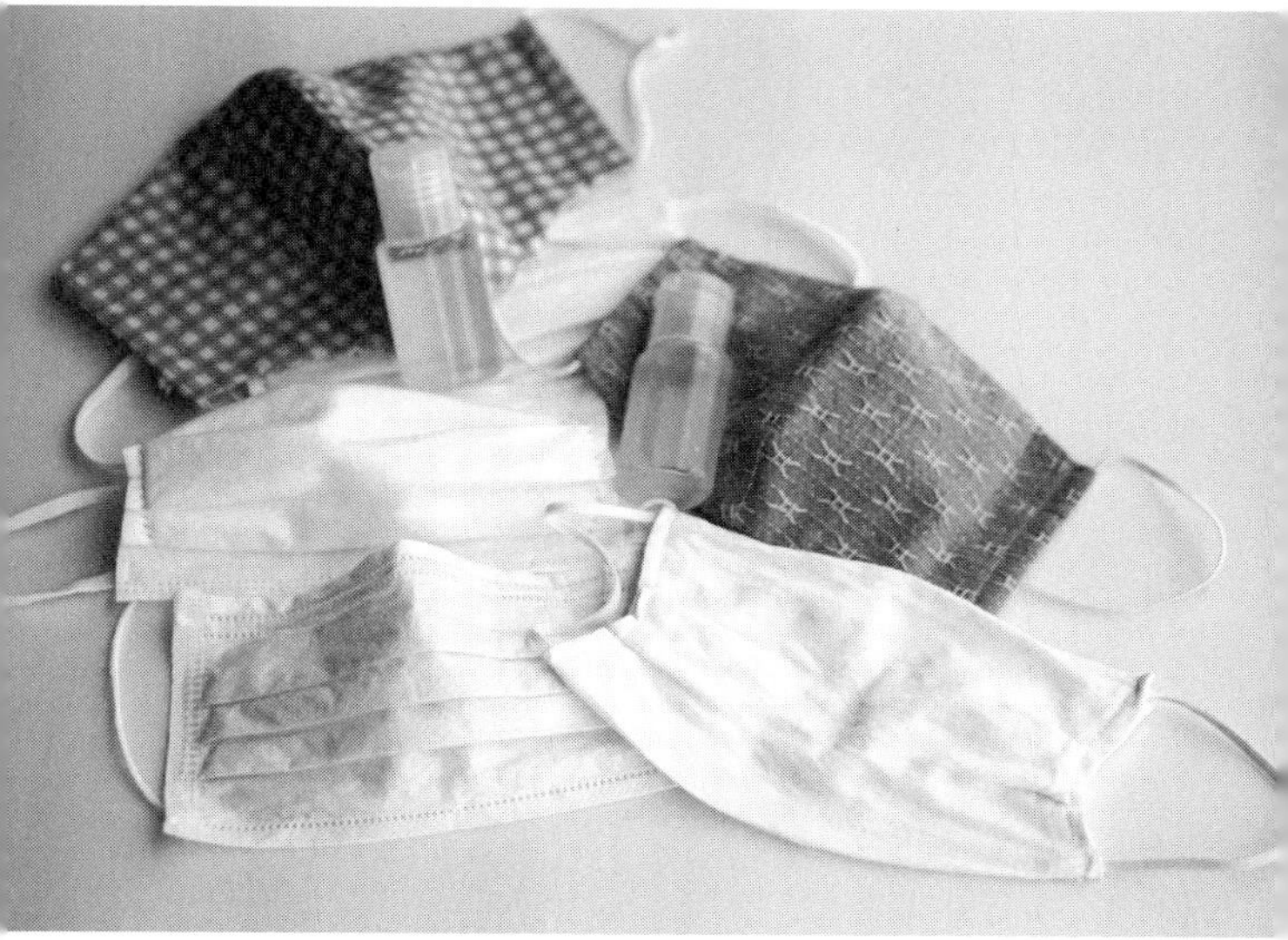

第5章

マスクのリアル

日本においても新型コロナウイルス（SARS－CoV－2）がパンデミックとなってからは、同居人以外と会う際にマスクをするのはすっかり日常的な風景になりました。マスクを装着するのは、花粉症で悩む方が外出する際、医療や食品製造の現場など特別な場所だけでなく、人が集まるあらゆる場所になりました。2022年春現在、マスクは感染予防対策として日常に必須のアイテムとなっています。

本章では、感染症や風邪の予防という観点からマスクの効果を検証していきたいと思います。

†マスク装着と予防効果のエビデンス

新型コロナウイルスが世界中にパンデミックを起こす前は、マスクには風邪や肺炎を予防する効果があるという十分なエビデンス（科学的根拠）がなく、[1] 感染症を専門とする医師の多くがそのように考えていました。そもそも欧米諸国では、医療従事者も含めマスクをするという文化や慣習がありませんでした。日本では、咳《せき》などがある場合にマスクをするのはエチケットの1つでしたが、専門医さえこのように考えていたため、「診察時に自分の表情を覆い隠すし、感染対策としても意味のないマスクはしません！」とこだわりを主張する医師も一部にいたほどです。

ちなみに私はそこまでのこだわりは持たず、くしゃみや咳のある方の診察の場合や自分にそれらの症状がある場合、鼻や口の中を診察するために患者さんの顔に近づく場合に、お互いの飛沫予防もしくは念のための口臭エチケットとしてマスクを装着していました。それ以外の通常の診療の場合には、マスクをせずに診察をしていました。

これが、コロナ禍になり、周囲への感染拡大予防のためにユニバーサルマスク（無症状の人であってもマスクを着用する）の推奨へと主張が180度変わってしまったのはなぜなのでしょうか？

インフルエンザウイルス感染症では、発症して翌日つまり症状が出てから1日後が周囲への感染力が一番高いとされています。

それに対し、新型コロナウイルス感染症（COVID-19）は、発症する2日前から5日後までの間に感染力のピークがあるということがわかってきました。つまり、発症前の無症状の状態の時から感染力が高く、近くで会話をしているだけでも周囲に感染させることがあるのです。大きな声で話したり歌ったりすることでその感染力はより強くなることも明らかになりました。COVID-19は無症状でも感染している場合があり、知らないうちに周囲の人にうつしてしまう可能性もあります。

このためコロナ禍の時代においては、人と人との間で十分な距離（1〜2m）すなわちソーシャルディスタンスが取れない場合には、マスクをすることが感染対策として非常に効果的であると明らかになり、推奨されることになりました。[2]

これは、ウイルスが空気中に漂う微細な粒子（エアロゾル）の中に含まれて移動し、人が会話や呼吸で飛沫を出すことによって運ばれ、鼻や口などの外界と体内につながる開口部から侵入して感染するというメカニズムに基づいています。

実際、フェイスマスクをすることによってこのような仕組みでの感染を食い止められるという数字がいくつも報告されています。互いにマスクをせずに会話している場合と比較し、インフルエンザでは45％の感染抑制効果であったのに対し、COVID-19では96％と非常に高い感染抑制効果があったという報告、[3]マスク着用が義務化された地域とそうでない地域を比較して義務化から3週間後に新たな感染が約45％減少したという報告、[4]マスク着用義務がない学校では義務付けられている学校と比べて新型コロナ感染者の増加が大きく、集団発生（アウトブレイク）のリスクが3・5倍になったという報告など[5]です。このようにユニバーサルマスクの効果のエビデンス（科学的根拠）がいくつも出てきたので

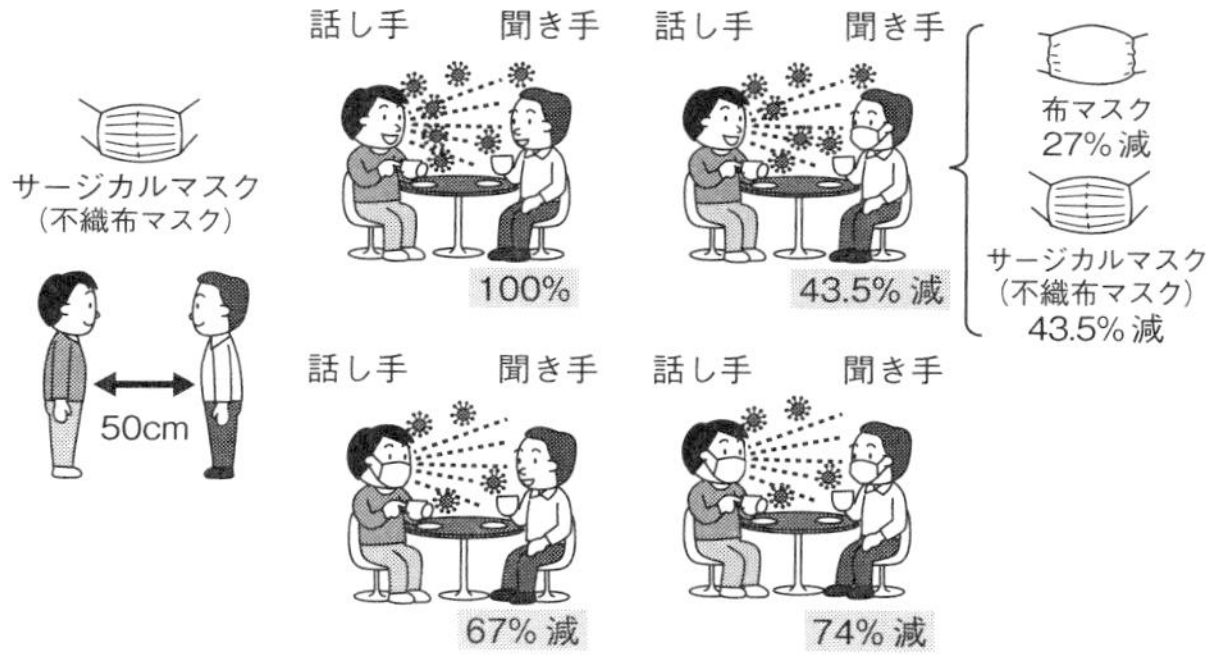

図5-1：サージカルマスクの装着とウイルス量の減少量

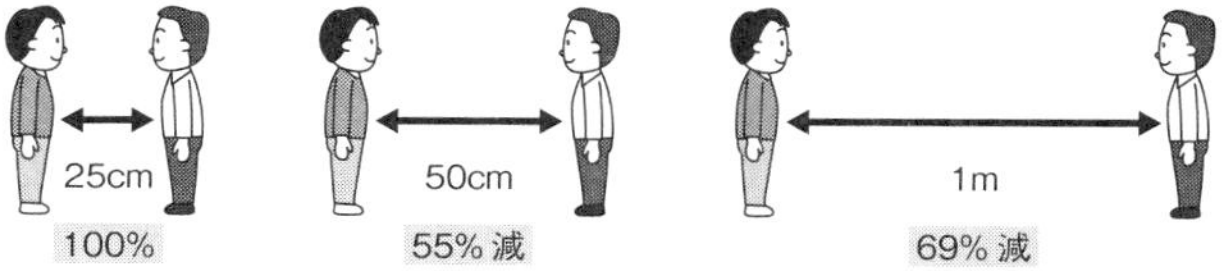

図5-2：ソーシャルディスタンスとウイルス量の減少量

す。

†ソーシャルディスタンス、ユニバーサルマスクという新しい常識

本物の新型コロナウイルスを用いた東京大学医科学研究所での研究（**図5-1**）では、ウイルスを浴びる側（聞き手）、排出する側（話し手）のいずれかがサージカルマスク（医療用不織布マスク）を装着することでウイルス量をそれぞれ43・5%、67%減少させ、両方ともがマスクをすることで74%以上減らしたという報告[6]があります。この研究では50㎝の距離を

とった状態での会話の検討ですが、マスクなしでも1m以上距離をとることでより効果があるとされ[6]（図5-2）、ソーシャルディスタンスの効果のエビデンス（科学的根拠）が出てきました。

コロナ禍においての飛沫感染対策の基本はソーシャルディスタンスをとることであり、十分に距離をとれない場合には、ユニバーサルマスクをするということが感染拡大抑制効果として重要であり、そのエビデンスが揃ってきています。

†マスクの例外、マスクと会食

ただし、2歳未満の乳児の場合や体育など運動時のマスク装着は熱中症などのリスクが非常に高いため、例外として考えなければいけません。

2歳未満の乳児の場合、マスクによってスムーズな呼吸が妨げられるおそれもあります。窒息や熱中症のリスクが高まり、表情や顔色の変化による体調の異変に気付きにくいというデメリットもあるため、フェイスマスクは推奨できません。

マスクを付けることが感染対策となる年齢においても、付け方・外し方については注意が必要です。人が集まる場所にマスクを着用して行ったとしても、飲食をする場合は外す

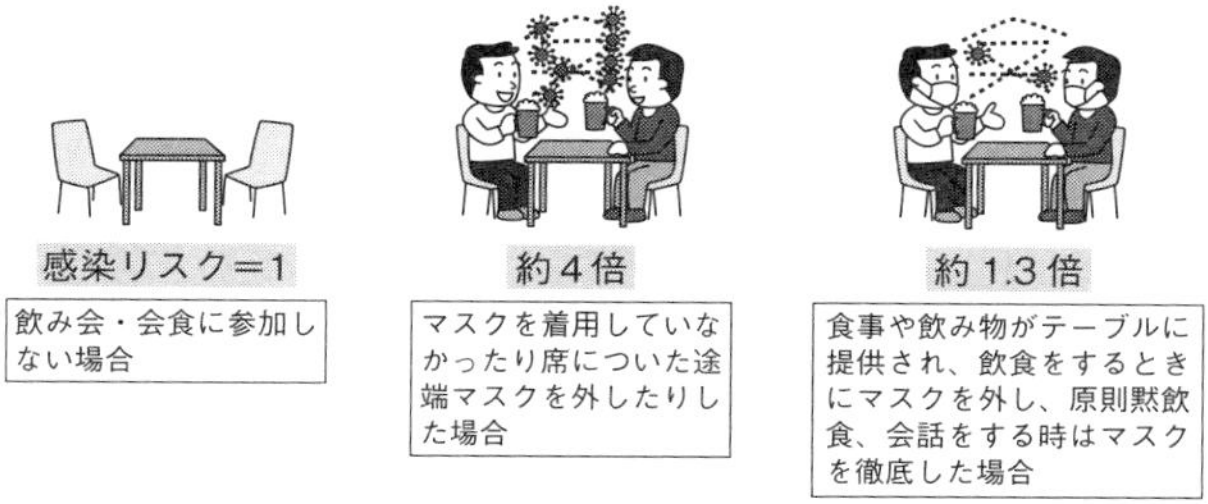
感染リスク＝1
飲み会・会食に参加しない場合
約4倍
マスクを着用していなかったり席についた途端マスクを外したりした場合
約1.3倍
食事や飲み物がテーブルに提供され、飲食をするときにマスクを外し、原則黙飲食、会話をする時はマスクを徹底した場合

図5-3：新型コロナワクチン未接種者が飲み会・会食に参加していない感染リスクを1とした場合、会食はどのくらいのリスクになるか（2021年6月9日〜7月31日に、東京都内の発熱外来を受診した新型コロナワクチン未接種の成人753人が、受診前2週間にどういった行動を取っていたかをもとに算出）

ことになります。どのタイミングでマスクを着脱するのが最適でしょうか。

2021年6月9日〜7月31日に、東京都内の発熱外来を受診した新型コロナワクチン未接種の成人753人が、受診前2週間にどういった行動をとっていたかというデータを見てみましょう。「飲み会・会食に参加していない＝感染リスク1」とした場合、「マスクを着用していない」、「席についた途端マスクを外した」場合は、感染リスクが4倍。「食事や飲み物がテーブルに提供され、飲食をするときにマスクを外し、黙飲食とした」場合は、感染リスクが1・3倍となるという報告[7]がされました（**図5-3**）。

　コロナ禍においては、マスクという盾を持ち、ワクチンという鎧《よろい》の双方を装着し、黙食を徹底し、

	なし	マスク			フェイスシールド	マウスシールド
対策方法	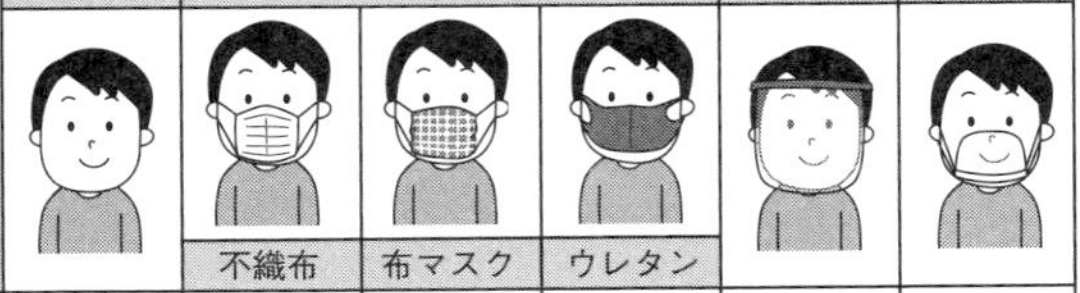					
		不織布	布マスク	ウレタン		
吐き出し飛沫量	100%	80%オフ	66〜78%オフ	50%オフ	20%オフ	10%オフ
吸い込み飛沫量	100%	70%オフ	35〜45%オフ	30〜40%オフ	小さな飛沫：効果なし（エアロゾルには無効）	

図5-4：飛沫対策の種類（マスクや各種シールド）と飛沫量の変化。咳の際の0.02〜0.1μmの粒子の捕集率、サージカルマスク：47.46%、ポリウレタンマスク：21.6%

会話する場合にはマスクの装着を徹底することで会食が可能と考えられます。

†マスクの素材とその効果の違い

新型コロナウイルスのパンデミックが起きた2020年春から夏にかけて、不織布マスクが日本の店頭から消えました。マスクの急激な需要に供給が追いついていなかったためと考えられますが、その場をしのごうと手作り布マスク、ウレタンマスクなど、様々な素材を用いたマスクが市場に出てきました。

その後、不織布マスクの品不足は解消され、店頭に出回るようになりました。マスクが選べるようになると、素材によるウイルスの飛沫予防効果が気になります。それを検討したのが**図5-4**です。

結果を見てみると、口と鼻を覆わないフェイスシールドやマウスシールドだけでは、飛沫感染予防には全く効果が期待できないという数字となっています。肌触りがよく呼吸がしやすいウレタンマスクも効果は半分以下、布マスクも不織布マスクに比べると20〜35％も効果が低いことが明らかになりました。ユニバーサルマスクとして装着するには、不織布マスクでないと効果が不十分であることが科学的に証明されることとなりました。

息がしやすい素材ということはウイルスが入りやすい、ということの証明になったわけです。呼吸がしやすいという売り文句の商品など、マスク選びの際には注意しましょう。呼吸がしにくいということは、飛沫感染予防効果が高いというのがシンプルな事実です。実際、空気感染対策用に用いられるN95マスクは、装着している時かなり息苦しいです。

†マスクの正しい着け方

飛沫感染予防効果の高い素材のマスクを選んでも、正しく装着しないと効果が低くなります。よく見られるのが、顎《あご》出しマスク、鼻出しマスク、顎かけマスク、ゆるゆるマスクです（**図5-5**）。マスクの上下左右に隙間があると呼吸はしやすいかもしれませんが、当

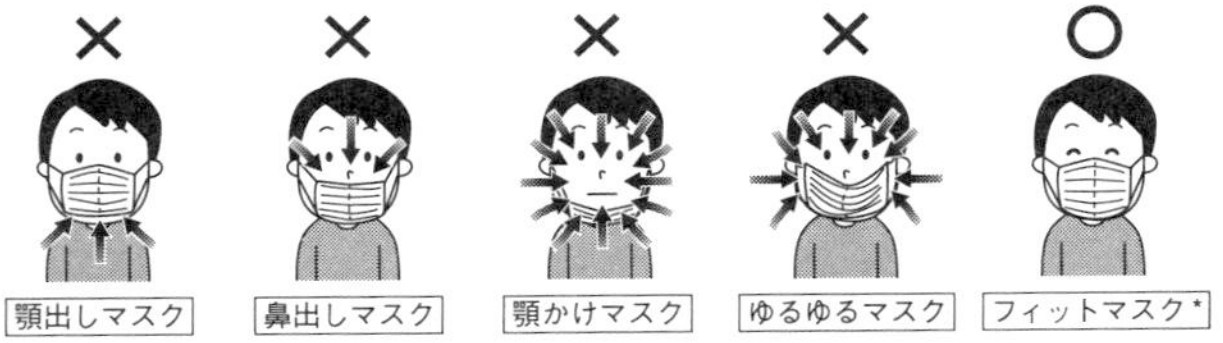

図5-5：マスクの付け方と飛沫の入り込みやすさ（＊フィットマスクとは、上下左右を出来る限り隙間がないようにフィットさせ、マスクの鼻の部分のノーズフィットワイヤーを調整して隙間が出来ないように装着した状態）

然のことですがその分効果が下がることになります。

マスクは、自分の飛沫を相手に飛ばさない点だけでなく、相手からの飛沫によるウイルス感染を予防する点でも重要です。隙間があれば、飛沫によるウイルス感染を受けやすくなりますし、相手にもうつしやすくなります。

マスクの取り扱い方法にも注意が必要です。マスクの表面には多くのウイルスが付着していることを想定して、手でマスクの表面を触ることのないようにしましょう。マスクの表面を頻繁に触っていると、接触感染のリスクを上げることになります。マスクを触ったら、手洗い消毒をしましょう。

†肌荒れ対策、眼鏡曇り対策

不織布マスクを着けていると肌荒れがしやすい方もおられます。その場合、肌に直接触れる部分としてウレタンマスクなどを先に着けて、その上から不織布マスクをするといった工夫をすることで対応できます。

マスクの見栄えを気にされる方は、不織布マスクをまず装着して、その上に好みのデザインの違う素材のマスクをするなど二重に着けて対応することができるでしょう。結果として二重マスクになり、より飛沫感染予防効果も上がります。

マスクを着けると眼鏡が曇るという悩みもよく聞きます。しっかりした作りの不織布マスクには鼻の部分に隙間を防ぐためのノーズフィットワイヤーが入っていますが、それをマスクの素材ごと内側か外側に少し折りこむことで眼鏡を曇りにくくすることが可能です。

このコロナ禍においてどうせマスクをするのであれば、感染予防効果を落とさないよう工夫をして、できない理由よりもできる理由を考えて上手にユニバーサルマスクを装着していきましょう。

執筆時点（2022年春現在）では、ワクチン接種だけでは感染拡大を縮小することは難しく、ワクチン接種が進んだことを理由にマスクを解除とした国の多くは再び感染拡大を起こしています。

およそ100年前、スペイン風邪が全世界にパンデミックを起こした時には通常生活に戻るのに2年かかった歴史があります。重症率を下げる効果の期待できる薬剤やワクチンの開発も進んでいます。止まない雨はない、明けない夜がないと信じて、現代の私たちも、ともにもう少し踏ん張っていきましょう。早くマスクを外した以前のような生活を取り戻したいですね。

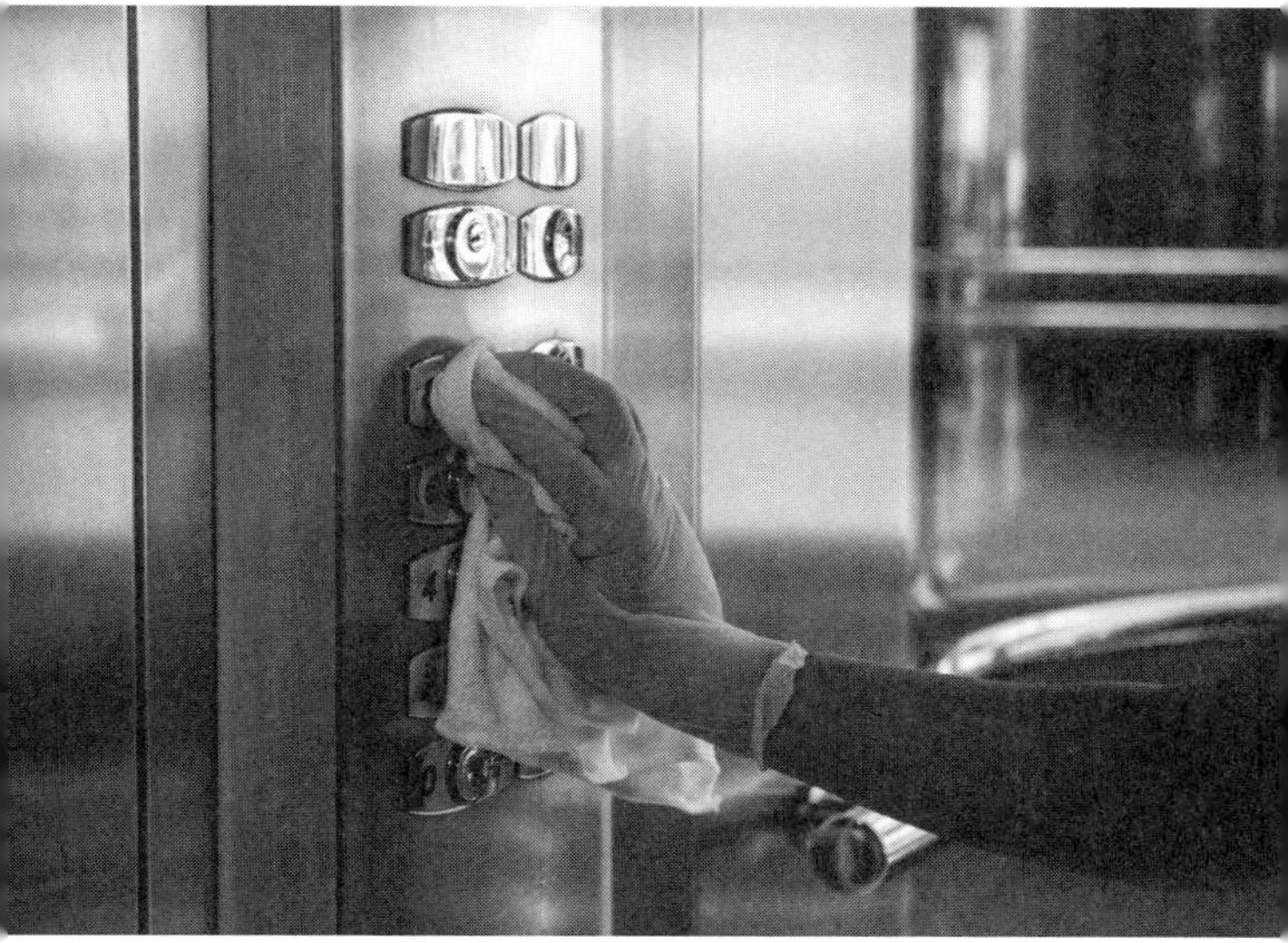

第6章

消毒薬のリアル

2020年の新型コロナウイルス感染症のパンデミック以後、マスクとともに私たちの日常になったのは「手指消毒」です。病院はもちろん、学校、美術館、コンサートホール、レストラン、ショッピングモール……私たちが出かける先のあらゆる場所に、手指を消毒するためのプッシュ式のボトルや電動機器が設置されています。そして、出入口で消毒をすることを促されます。

この章では、消毒にまつわる色々を検証していきたいと思います。

†消毒とは?

消毒とは、生存する微生物の数を減らすために用いられる処置のことで、すべての微生物を消滅させ除去することではないとされています。ヒトに有害な微生物の能力を低下させ、病原性をなくし無害化させれば、それは消毒となります。

一般的な細菌(真菌、結核菌、芽胞《がほう》を除く)については、適切な「時間」と「濃度」で使用すれば、ほとんどの消毒薬で効果を期待できますが(消毒薬の種類については後述)、ウイルスは、その形態から効果が期待できる消毒薬に違いが出てきます。

ウイルスには、エンベロープという脂質(あぶら)を含む外膜のあるものとないものが

エンベロープ（脂質）を持つウイルス		エンベロープ（脂質）を持たないウイルス	
コロナ／SARS ウイルス	エボラウイルス	ライノウイルス	アデノウイルス*
インフルエンザウイルス	RS ウイルス	ノロウイルス	ロタウイルス
デングウイルス	ヒト免疫不全ウイルス（HIV）	エンテロウイルス	コクサッキーウイルス
単純ヘルペスウイルス	サイトメガロウイルス	ヒトパルボウイルス	ポリオウイルス
水痘・帯状疱疹ヘルペスウイルス	風疹ウイルス	A型肝炎ウイルス(HAV)	E 型肝炎ウイルス(HEV)　など
ムンプスウイルス	麻疹ウイルス	＊アデノウイルス、例外的にエタノール消毒が有効。	
B 型肝炎ウイルス(HBV)	C 型肝炎ウイルス(HCV) など		
効果が期待できる消毒薬		効果が期待できる消毒薬	
○：次亜塩素酸ナトリウム	○：ポビドンヨード	○：次亜塩素酸ナトリウム	○：ポビドンヨード
○：グルタルアルデヒド	○：消毒用エタノール	○：グルタルアルデヒド	▲〜×：消毒用エタノール
▲：陰イオン系界面活性剤	▲：非イオン系界面活性剤	×：陰イオン系界面活性剤	×：非イオン系界面活性剤
▲：陽イオン系界面活性剤（第４級アンモニウム塩）	▲：両性イオン系界面活性剤	×：陽イオン系界面活性剤（第４級アンモニウム塩）	×：両性イオン系界面活性剤
	×：過炭酸ナトリウム		×：過炭酸ナトリウム

○：効果が高い、▲：効果が低い、×：効果が期待できない

表 6-1：ウイルスに効果のある消毒薬

あり、この有無の差が消毒薬の効果に差を引き起こします。エンベロープという脂質を持っているウイルスには、アルコールが効果的です。

家庭用洗剤に使われるような界面活性剤は、エンベロープを持つウイルスには効果が低いとされていました（**表6-1**）が、新型コロナウイルス（SARS-CoV-2）のパンデミックを機に、対象物が手指ではなく物品であれば、9種類の家庭用洗剤薬等（界面活性剤）の消毒効果を期待できるということが独立行政法人製品評価技術基盤機構（NITE）の調査（2021年10月31日最終報告：**表6-2**）で明らかになりました。[1]

新型コロナウイルスの消毒の場合、消毒とはエンベロープ（脂質の膜）を壊す働きであると

陰イオン系界面活性剤	純正石けん分：脂肪酸カリウム（液体石けん）	0.24%以上	洗浄力強い 泡立ち良好 中性洗剤／シャンプーなど
	純正石けん分：脂肪酸ナトリウム（固形石けん）	0.22%以上	
	直鎖アルキルベンゼンスルホン酸ナトリウム	0.1% 以上	
陽イオン系界面活性剤（第４級アンモニウム塩）	塩化ベンザルコニウム（オスバン、ザルコニン） 塩化ベンゼトニウム	0.05% 以上	逆性石けん 洗浄力弱い 殺菌力あり 柔軟仕上げ／リンスなど
	塩化ジアルキルジメチルアンモニウム	0.01% 以上	
両性イオン系界面活性剤	アルキルアミンオキシド	0.05% 以上	洗浄力強　殺菌力強 脱脂作用が強く、手指消毒には不適
非イオン系界面活性剤	アルキルグリコシド ポリオキシエチレンアルキルエーテル	0.1% 以上 0.2% 以上	水硬度や他の界面活性剤の影響少ない。中性洗剤／シャンプーなど

・界面活性剤は、界面（水と油／脂など）の間にかかる力（表面張力）を下げることで分離できる。付いて／包んで／引き離す作用がある。
・陰イオン系＋非イオン系＋両性界面活性剤を混合し、泡立ちをよく、汚れ落ちよく、皮膚への刺激が少ない洗剤にできる。
・陽陰イオン系＋非イオン系＋両性界面活性剤を混合し、殺菌力の高めの洗剤にすることができる。

陽イオン＋陰イオン系界面活性剤では、効果が打消しあうことになり、意味がなくなる。

・消毒効果が高過ぎる消毒薬は、人体には不適。

表 6-2：環境・物品に付着したエンベロープ（脂質）を持つウイルスに効果がある洗剤成分（界面活性剤）

いうポイントをまずは押さえていただきたいと思います。

洗面器で手を消毒していた時代

最近はほとんど見られなくなった手指消毒の方法に、両手を消毒液の入った洗面器に浸《つ》けこむ「ベースン法」というのがあります。消毒液には、塩化ベンザルコニウム（オスバン®、ザルコニン®）という「陽イオン系界面活性剤」が使われていました。「逆性石けん」とも呼ばれます。洗浄効果は弱いのですが、殺菌効果のある消毒薬です。

なぜ使われなくなったのかというと、もともと高い殺菌効果がないうえに、消毒を繰り返すうちに汚れによってさらに消毒効果が低くなるという理由からです。また、殺菌効果が出るのに時間がかかる点も挙げられます。手指へのダメージがあり手荒れの原因となるなど、手指消毒には適さない方法だったと言えるでしょう。

その代わりに普及してきたのが、ボトル噴霧でのアルコールを使った「ラビング法（擦式法《さっしきほう》）」です。浸けおきではないので毎回新しいアルコールを使用することができ、短時間で消毒効果があり、揮発性《きはっせい》が高く速乾性があるという利点が揃っています。手指へのダメージはあるものの塩化ベンザルコニウム（逆性石けん）よりも小さいため、この方法が手指消毒の主体になってきました。

最近は、ジェルタイプで隅々まで浸透し、効果に必要な15秒以上は揮発しにくく、手荒れ予防の保湿成分の入ったものが出てきて、より使いやすくなっています。

†手洗いの効果を上げる方法

「逆性石けん」という言葉が出てきましたが、私たちがよく手洗いで使っている「石けん・ハンドソープ」は、「陰イオン系界面活性剤」といわれます。陽イオンに比べ殺菌効果は高くありませんが、洗浄効果が高い性質があります。合成洗剤タイプのものもあります。

石けんには、脂肪酸に水酸化ナトリウムというアルカリを作用させて作った脂肪酸ナトリウムの固形石けんと、脂肪酸に水酸化カリウムというアルカリを作用させて作った脂肪酸カリウムの液体石けんの2つがあります。また、脂肪酸には、ヤシ油などの植物由来のものと牛脂などの動物由来のものがあります。

さて、これらの石けんは、ウイルスにどのくらい効果があるのでしょうか？

手指についたウイルス量は、流水で手洗いをするだけで100分の1、10秒石けんでもみ洗いし、流水で15秒すすぐことを1回するだけで1万分の1、2回すると100万分の1まで減少することができます。きちんと時間をかけ、指の間など丁寧に実施すれば、とても効果的にウイルス量を減らすことになり、手指除菌の基本であることは間違いありません。

感染症予防のための手洗い・消毒（除菌）は、「きちんと洗う」「しっかり乾燥させる」「正しく消毒薬を使う」の3つが不可欠でどれが欠けても効果が著しく減少します。

◎「きちんと洗う」：手を洗う目的は、細菌やウイルス量を物理的に減らし、消毒薬が作用する汚れや汗、垢《あか》など有機物を取り除くことです。これによって、後の手順の消毒薬が目的の手や物品に直接的に作用できるようになります。手洗いを怠ると消毒薬の効果が激減してしまうことになるのです。洗い残す場所がないようにしっかり隅々まで丁寧に洗うことが基本となります。

◎**「しっかりと乾燥させる」**：消毒部位に水気があると、消毒薬の濃度が薄くなり効果が著しく減少してしまいます。清潔なタオルやハンカチ、ペーパータオルなどで水気をしっかりと拭き取り、乾燥させることが重要です。

◎**「正しく消毒薬を使う」**：「適切な消毒薬」を「適切な濃度」で「適切な時間」浸透させる。

この3つを根拠をもって実施することで初めて消毒効果が発揮できることになります。消毒薬について、以下で詳しく見ていきましょう。

†アルコール消毒の効かないウイルス

2020年から始まり22年春の執筆時点もなお世界にパンデミックを起こしているS

ARS－CoV－2（新型コロナウイルス）は、インフルエンザウイルスやRSウイルスなどと同じエンベロープを持つウイルスであるため、アルコール消毒の効果は期待できます。

当初は何もわからなかったSARS－CoV－2（新型コロナウイルス）でしたが、現在では、アルコール以外にも効果のある消毒薬とその有効時間、有効濃度（表6－3）、環境中の生存期間（表6－4）なども明らかになっています。これらを理解したうえで手洗い・手指の消毒、物品の洗浄・消毒を行えば、正しい感染対策を実施することができます。

ただし、急性胃腸炎の原因ウイルスとなるノロウイルスやロタウイルス、風邪ウイルスの代表ウイルスであるライノウイルス、ヘルパンギーナや手足口病の原因ウイルスであるエンテロウイルスやコクサッキーウイルスなどは、エンベロープを持たないウイルスであるため、アルコール消毒の効果が期待できません（表6－1参照）。

特に、10～100個という少ない数がヒトの体内に入っただけで感染を引き起こすノロウイルスの消毒の際には注意すべきで、次亜塩素酸ナトリウムによる消毒が必要になります（表6－3）。次亜塩素酸ナトリウムは人体への刺激が強く、手指の消毒には使えないため、物品の消毒に使うことになります。

消毒／除菌方法	部位	有効濃度	有効時間	備考
石けん／ハンドソープ＋流水手洗い	手指	0.22～0.24%以上	20 秒以上	・流水で手洗いをするだけでウイルス量は 100 分の 1、10 秒石けんでもみ洗いし、流水で 15 秒すすぐことにより、1 回で 1 万分の 1、2 回で 100 万分の 1 まで減少。
アルコール（消毒用エタノール、イソプロパノール）	手指 物品	70% 以上 80% 以下	15 秒以上	・60% でも効果が期待できるという報告もある一方、80% 以上では殺菌力が低下するともされる。揮発性が高いため、拭き取りが不要なため使い易い。ただし、15 秒は手に付着要。
熱水	物品	80～85℃以上	1 分以上	・ものによっては、10 分以上必要。ものの中心部まで高温を維持できないと効果が不十分となる。
塩素系漂白剤（次亜塩素酸ナトリウム）	物品	0.02～0.05%以上 （200～500 ppm 以上） 0.1% 以上 （1000 ppm 以上）	1 分以上 30 分以内	・市販の家庭用漂白剤を、次亜塩素酸ナトリウムの濃度が 0.05% になるように薄めて浸すようにして拭きます。 ・便や吐物が付着した床やおむつ等には 0.1% 以上 &10 分以上。 ➡5% 原液 20 ml/10% 原液 10 ml に 1 リットルの水を希釈して作成。 ・アルカリ性。原液で長期保存が可能。
家庭用洗剤	物品	各濃度は表 6-2 を参照	20 秒以上 5 分以内	・住宅／家具用洗剤は、製品に記載された使用方法で使用。 ・台所洗剤は、100 分の 1 に薄めて（水 500 ml に小さじ 1 杯）、きれいな布／ペーパータオルなどに浸して拭き取る。
次亜塩素酸水 次亜塩素酸を主成分とする酸性溶液 PH5.0～6.5：微酸性	物品	拭き掃除で使用： 有効塩素濃度 80 ppm 以上 （0.008% 以上）	20 秒以上 5 分以内	・汚れをあらかじめ落としたうえで使用しないと効果がほとんどなくなってしまう。十分なヒタヒタの量で浸して、拭き取ることが必要。 ・電気分解作成ではなく、ジクロロイソシアヌル酸ナトリウムを水に溶かして作成したものは 100 ppm 以上必要。 ・元の汚れがひどい場合には、200 ppm 以上必要。 ・酸性。不安定であり保存状態次第では時間と共に急速に効果が無くなる。
		流水で 掛け流しで使用： 有効塩素濃度 35 ppm 以上 （0.0035% 以上）	20 秒以上 5 分以内	

表 6-3：SARS-CoV-2 に効果のある消毒薬。新型コロナウイルスの消毒・除菌方法について

空気中（エアロゾル）	3時間
銅の表面	4時間
段ボール表面	24時間
プラスチックの表面ステンレスの表面	2〜3日間
紙幣	4日

表6-4：SARS-CoV-2の環境中の生存期間

次亜塩素酸ナトリウムは漂白効果が強いため、衣類などの場合には色落ちしてしまって使いにくいという難点もあります。その場合は代わりに熱水消毒を行います。85℃以上の熱水で1分以上煮沸する必要がありますが、熱水をかけた段階で急激に温度が下がってしまうこと、内部まで十分に温度が上がっていないと効果がない点に注意しなくてはいけません。鍋ややかんで煮沸するなど工夫が必要です。次亜塩素酸ナトリウムは金属に使用すると腐食（サビ）の原因となるため、金属の場合にも、熱水消毒がベストとなります。

急性胃腸炎の原因となるノロウイルスは糞便《ふんべん》や嘔吐物《おうとぶつ》の中に大量に存在し、症状が回復しても長期間排泄し、また、症状が出ない状態で感染している場合（無症候性感染）でもウイルスを排泄している非常にやっかいなウイルスです。周囲への感染拡大が起こりやすいので、正しい知識に基づいて徹底した消毒をすることが重要です。

さて、次に各消毒薬の特徴と使い方について説明していきましょう。

†「アルコール」は濃度が重要

消毒に使われるアルコールには、エタノールとイソプロパノールがあります。

メタノールもアルコールに含まれますが、劇物であり、眼に入ると失明するなどの危険性が高いためヒトの消毒薬には使いません。化学薬品製造の中間原料やその反応をさせるための溶媒《ようばい》、工業用洗浄剤、塗料のシンナーとして使用されています。

エタノールは、ヒトや物品の消毒薬や工業用洗浄薬、自動車用燃料、観賞用暖炉の燃料にも使用されており、発酵エタノールは飲用として使われます。

イソプロパノールは、エタノールより安価な消毒薬でエタノールとほぼ同等の消毒効果があります。ただ、毒性は約2倍高く、脱脂作用があるため、手荒れが起きやすいという特徴を持っています。

ゆえにヒトにアルコール消毒を行う場合エタノールが1番使われるのですが、その際に重要なのが「濃度」です。最も消毒効果が高い濃度は70〜80％であり、60％でも十分効果があるという報告もあります。これらの濃度の消毒用エタノールが手に入る場合は、それを使うのがベストです。逆に90〜100％と高過ぎても消毒効果は下がるので注意しましょう。

消毒効果を発揮するには濃度が重要なため、濡れている手や物品にエタノールを吹きかければ効果が期待できなくなります。清潔な布やペーパータオルなどで必ず水分を除去してから使用するようにしましょう。

ちなみに、1～3％の低濃度エタノールに有機酸やグリセリン脂肪酸エステルなどの食品添加物を加えると食品の保存効果が高まるため、日本発信の技術として使われています。

†「次亜塩素酸ナトリウム」使用上の注意点

次亜塩素酸ナトリウムは、強力な酸化力による殺菌効果と漂白効果があります。漂白効果はPH8～10のアルカリ性域になると安定して発揮されます。殺菌効果はPH6～8の中性域で最も強くなりますが、安定しておらず、分解されやすい特徴があります。そのため時間が経過するにつれて効果が下がっていき、汚れなどの有機物があるとその効果が著しく下がることになります。PH5以下の酸性域になると殺菌効果は高くなりますが、塩素ガスを発生するため危険です。

このため消毒薬として使用する場合には、安定性の高いアルカリ性域のPHの商品を、殺菌効果の高い中性域の濃度に希釈して用いることになります。ただし、作り置きをしたり、遮光性のない容器に保存をしていると殺菌力が下がることになります。次亜塩素酸ナトリウムは、使用する直前に希釈液を調整することが重要です。

つまり、事前に汚れを落として、水分を取り除き、乾燥させ、直前に希釈調合した薬剤を使用することではじめて効果的に殺菌できることになります。金属を腐食させる効果もあるので、その使用用途には十分な注意が必要です。

前にも述べましたが、次亜塩素酸ナトリウムは床やドアノブ、まな板、食器などの「物品」の消毒に使用するものであり、「手指」など人体への使用は、毒性が強いため推奨されていません。

アルコール消毒の効果が期待できないノロウイルスやロタウイルスなどの場合には、手指などの消毒は石けん・流水による手洗いを丁寧に実施、物理的に洗い流すことが重要となります。この場合に使う石けんには、ウイルスが付着してしまう固形石けんではなく、液体石けん・ハンドソープがベストです。

†「家庭用洗剤（界面活性剤）」は消毒に使えるのか？

家庭用洗剤に多く使われる界面活性剤は低水準消毒薬に分類され、一般細菌には効果がありますが、ウイルス、特にエンベロープ（脂質）を持たないウイルス（ノロウイルスやロタウイルスなど）には効果が期待できず、エンベロープを持つウイルス（新型コロナウイルスなど）にも効果が低いとされていました（表6-1参照）。

2020年にSARS-CoV-2（新型コロナウイルス）の世界的なパンデミックが起きた際、日本国内の消毒用エタノールの流通量が一時的に枯渇しました。その際に国が主導して調査をしたところ、9つの家庭用洗剤に含まれる界面活性剤が「適切な濃度」「適切な時間」による使用であれば、物品消毒に対しての効果が期待できることが明らかになりました（表6-2参照）。

界面活性剤は、界面（水と油・脂の間）にかかる力（表面張力）を下げることでそれらを分離し、付いて・包んで・引き離す作用があり、油汚れや細菌、またエンベロープ（脂質）を持つウイルスに対して、洗浄と殺菌の効果を発揮することになるのです。

殺菌効果ではないですが、うんちく知識を紹介しておきましょう。ヒトに安全な中性の界面活性剤に酸（塩酸、硝酸、硫酸、クエン酸、リンゴ酸、酢酸、フマル酸など）やアルカリ（水酸化ナトリウム、水酸化カリウム、アンモニア、炭酸ナトリウムなど）、酵素（アミラーゼ、プロテアーゼ、リパーゼなど）、天然物（オレンジ果皮からのリモネンなど）を添加し、洗浄効果を高めている家庭用洗浄剤が出回っています。強い油汚れやタンパク質にはアルカリ、ミネラルの多い水垢《みずあか》や尿に含まれる成分には酸、デンプンにはアミラーゼ、タンパク質にはプロテアーゼの酵素など、用途に分けて作られています。

†「次亜塩素酸水」は消毒に使えるのか？

次亜塩素酸水は、次亜塩素酸ナトリウムを薄めたものとよく勘違いされますが、これらは異なる物質です。次亜塩素酸水は、食塩水や塩酸を溶かした水溶液を電気分解することで得られる電解型と、ジクロロイソシアヌル酸ナトリウムなどの粉末を水に溶かすことで作っている非電解型があります。

さて、次亜塩素酸水は、微酸性（PH5〜6・5）で使用されます。強酸性となると塩素ガスが発生するので危険になるため、酸性のものと混ぜてはいけません。次亜塩素酸ナトリウムはアルカリ性（PH11〜13）で皮膚や粘膜への刺激性が強く金属腐食性があるのに対し、次亜塩素酸水は適切な条件下で使えば次亜塩素酸ナトリウムよりも安全性は高く、消毒効果もあります。

しかし、短時間（20秒以上）で消毒効果がある反面、非常に不安定であり、有機物（汚れ、汗や唾液など）との接触で著しく効果が減少します。時間経過によっても効果が減少してしまう特徴があります。手荒れが他の消毒薬より少ないといわれていますが、実は手指の脂や垢、汗などで著しく効果が減弱して、ほぼ水と同じレベルになっているせいなのかもしれません。

2000年始め頃には消毒効果を期待して、歯科領域で注目された時期もありますが、2010年代に入ると歯科領域関連学会でもその効果はエビデンス不十分とされました。現在でも口臭予防や歯周病予防での利用は否定的という扱いです。手指と同様に、唾液などの口腔内《こうくうない》の成分に反応してほぼ水になっている可能性もあります。

つまり、人体に対する安全性や効果を示したエビデンスデータがないため、そもそも医薬品でも医薬部外品でもなく、雑貨扱いとなっている薬品です。食品添加物として認可されており、食品加工工場で野菜の洗浄などに殺菌の用途で使われていますが、洗浄に使っても食品の完成前には必ず除去することなどとされており、人体に摂取して絶対に安全とは言えません。ゆえに感染対策として飲み込んだり、吸い込んだり、うがいをすることは、推奨されません。

他に次亜塩素酸水の特徴として、紫外線により分解されるため、遮光性の容器に入れ冷暗所に保存することが必要になります。作り置きは非常に難しい消毒液で、作ったらすぐ使うようにしないと効果が期待できないことがほとんどです。

先述したようにSARS－CoV－2（新型コロナウイルス）のパンデミックの直後、消毒用アルコールつまりエタノールが市場から枯渇したことをきっかけに、再び次亜塩素酸水が世に注目されるようになりました。「代用できる可能性」という点ばかりに注目したイメージ報道により、適切ではない手指消毒や空間噴霧などの間違った使用法が増えました。電気分解で次亜塩素酸水を作る機械さえあれば安価に大量に作成できるため、各自治体で良かれと思って配布されてしまったり、商売になると考えられてドラッグストアやホームセンターなどで粗悪なボトル商品として販売されてしまう現象が起きました。中には加湿器などに入れて噴霧することで空間除菌をうたう商品までが現れてしまいました。

知識不十分なために一部の医療機関や保育施設、福祉施設でも以前から使われている事例がありましたが、いまだにSARS－CoV－2（新型コロナウイルス）対策として飲食店で新たに導入し、アピールする現象までが起きています。いずれも適切な用途とはいえない誤用なのですが。

WHO（世界保健機関）、CDC（米国疾病予防管理センター）、中国国家衛生健康委員会、日本の厚生労働省、どの機関の見解でも、次亜塩素酸水をはじめとする消毒薬を有人空間で使用し、ヒトの眼や呼吸器、皮膚への刺激などやそれに伴う健康に悪影響を及ぼす可能性があるため行うべきではなく、そもそも効果も不十分であるとしています。[2][3][4][5][6] 環境消毒として無人空間で行うのであれば少なくとも健康被害のリスクはなくなりますが、消毒効果にムラができてしまい不十分なものとなります。

次亜塩素酸水の空間噴霧により、何もしないよりは空気中のウイルスの減少速度が多少早くはなるのでしょうけども、結局、定期的な「換気」による効果に勝るものではないのです。

「物品」に対しての次亜塩素酸水の消毒効果は、エンベロープ（脂質）を持つウイルスであるSARS-CoV-2（新型コロナウイルス）に関しては、物品の汚れを可能な限りきれいにしたうえで行えば消毒効果が期待できることが明らかになっています（表6-3参照）。

その適正濃度は、電解型であれば、拭き掃除で使用する場合には、有効塩素濃度80ppm以上（0・008％以上）、流水掛け流しで使用する場合には、有効塩素濃度35ppm以上（0・0035％以上）。非電解型のジクロロイソシアヌル酸ナトリウムを水に溶かして作成したものの場合には100ppm以上必要です。もとの汚れがひどい場合には、200ppm以上が必要とされ、かつ適正時間として、最低20秒以上浸さないと効果がないとされます。そして、表面に消毒薬が残らないようにきれいな布やペーパータオルで拭き取ることが重要です。

不安定な物質で保存状態次第では時間とともに急速に効果がなくなるため、非常に使いにくい消毒薬でもあります。使う場合には、電解型を専用の機械で作成しすぐ使用するか、もしくは、製品に「使用方法／有効塩素濃度、酸性度（PH）、使用期限、製造期間の経過で効果が下がる」旨の説明の表示が明記されているものを、消毒対象の「物品」を事前洗いをしたうえで、十分な濃度でヒタヒタに20秒以上浸すことで消毒薬として使うことはできます。人体には使いにくいのです。

それらが明記されていない商品や遮光ボトルにすら入っていない商品は全く効果が期待できない可能性が高いものです。実際にそれらの商品の中には、明記されている濃度でも

ない悪質な商品も多いことが明らかになっています。[7,8,9]

お店や医療機関などの入口に置かれている消毒薬ボトルが「アルコール」の臭いがしなければ、その中身は手指消毒には効果の期待できない「次亜塩素酸水」である可能性があります。

†「二酸化塩素」で空間除菌？

二酸化塩素（ClO_2）ガスは次亜塩素酸ナトリウムの約2・5倍の酸化作用を持ち、ほとんどの微生物に有効な消毒薬です。しかし、消毒薬の空間噴霧などにおいては効果が低く、金属やプラスチックなどの物品においての劣化作用も高いため、1999年以降の日本の感染症法では推奨していません。医療機関などの環境消毒に二酸化塩素ガスを使用することは毒性及び効果などの点において勧められないものです。

したがって、二酸化塩素を利用した市販の商品は医薬品として認可されていないものですが、空間除菌などをうたう不適表示・広告をしているものが散見されます。安定化二酸化塩素を使った据置芳香剤型の空間除菌剤や首からぶら下げるタイプ、ペン型で胸ポケットなどに入れて使うタイプの携帯型空間除菌剤……二酸化塩素ガスの放散をうたっている商品ですが、職場や学校の教室など多数のヒトがいる場所での使用は勧められません。とはいえ医薬品ではなく雑貨として販売されているために、法的に使用禁止を求めることはできないのが現状です。クレベリン®などの商品は現在も販売されています。

商品実験室などの特殊な条件下であれば、浮遊しているウイルスなどを消毒できる可能性はあるのかもしれませんが、そもそも首に下げても胸ポケットに入れても、ヒトは動き、密閉空間でない限り、空気が流れることになります。その空間を一瞬にして消毒するような劇的な効果は期待できません。消毒薬が効果を発揮する条件は、安定した効果的な濃度で、一定時間以上、その空間のウイルスと接触することです。通常の条件下ではこれらを満たしているとは言えません。感染対策としては意味のない商品だったりします。

†結論：感染対策としての消毒薬の正解は？

ここで効果的な消毒薬の使い方についてまとめておきましょう。

「物品」消毒は、適切な消毒薬の清拭《せいしき》で行うのが基本です。SARS-CoV-2（新型コロナウイルス）ならば基本は、濃度60〜80%のアルコール、ノロウイルスならば次亜塩素酸ナトリウムです。

「手指」消毒は、石けん・ハンドソープを用いた流水による20秒以上かけた丁寧な手洗いが基本。アルコールを擦《す》りこんで消毒する場合は、手洗いの後、水気を清潔な布や使い捨てペーパータオルで十分に拭き取ったうえで、適正濃度のアルコールを用いて、15秒以上かけて丁寧に行ってください。

「空気・空間」の清浄・消毒は、窓の開放による換気やHEPAフィルター（粒径が0・3μmの粒子に対して99・97%以上の粒子捕集効率をもつ超高性能エアフィルター：High Efficiency Particulate Air Filter）付きの空調などで対応することが基本です。コストパフォーマンスと安全性を考えると換気にまさる空間清浄・除菌方法はありません。

†キズ・ケガ・ヤケドやのどの消毒は、害でしかない？

昔からキズやケガ、ヤケドなどの患部に行われてきた消毒処置に、茶色い「ポピドンヨード」やしみて痛い「エタノール」が主成分の薬品が消毒薬として使われてきました。

しかし、昔からされてきたこの医療行為も、2000年頃からその効果には疑問が持たれ始め、2010年頃からは「創部（傷口）に消毒をしてはいけない！」というのがキズ・ケガ・ヤケドの治療の基本となっています。これらの消毒薬が細菌をやっつける作用よりも、創部を治癒する細胞や感染を予防するための免疫細胞をやっつけてしまう作用の方が高くなることが明らかになったからです。消毒することで逆に感染しやすくなり、治癒を遅らせることになるというのが今の皮膚創傷治療の常識となっています。

感染予防のためには流水による洗浄を行うこと。また、創傷治癒を促進するためには、免疫細胞や治癒促進細胞の豊富な浸出液が適度に保てるような湿潤状態を維持すること。つまり創部が乾燥しないようにすることが重要になります。

ポピドンヨードつながりで言うと、のどの炎症に対するポピドンヨードうがい液や消毒薬でできたトローチなども、第4章でも触れたようにメリットは何もないことになります。これも昔の医学常識が今の非常識となっているリアルの1つです。風邪とケガの治し方は、昔と180度変わっているのです。

†間違いだらけの感染対策——新型コロナウイルス

SARS－CoV－2（新型コロナウイルス）のパンデミックから2年以上が経過し、主な感染経路は3つであることがわかりました。

1. **接触感染**：ウイルスの付着した物品、感染した人の手などに接触したことで自分の手にウイルスが付着し、その手で目や鼻などの粘膜を触ることで感染が起こり得る。

2. **飛沫感染**：会話やカラオケなどで発生する飛沫を浴び、目や鼻・口などの粘膜に付着したり、吸引し気道内に入ることで感染が起こり得る。

3. **エアロゾル感染**：換気が悪い屋内では、1～2m以上離れていても、ウイルスが含まれたエアロゾル（空気中の微小な粒子）が浮遊し漂ってしまい、それを吸い込むことで感染が起こり得る。

つまり、SARS－CoV－2（新型コロナウイルス）の感染対策には、この3つの感染経路を意識して行う必要があります。

接触感染に対しては、こまめに丁寧な手洗いを行う。飛沫感染やエアロゾル感染に対しては、適切なマスク着用とソーシャルディスタンスと3密を避け、定期的に換気をすること。これらを徹底して行うことで感染拡大リスクを防げることが明らかになっています[10]。

ここで、先ほど取り上げた「消毒薬による空間除菌」と同じように〝なんとなく〟効いていそうというイメージだけで実施されている間違った感染対策があるので、ご紹介したいと思います。

a．ビニール手袋をしたままでのレジ対応
b．ビュッフェでのビニール手袋の使用
c．トイレのハンドドライヤー使用不可
d．トイレの蓋を閉めて流すべしとする対応

この4つ、よく見かけませんか？　1つずつ、どこが間違いなのかを説明していきます。

a「ビニール手袋をしたままでのレジ対応」。スーパーや飲食店のレジなどで、ずっと同じビニール手袋をしたまま接客されているのを見かけます。ビニール手袋はウイルスにも細菌にも汚染されます。そのビニール手袋で商品やお金などを触ったり、いろいろなところを触ったりすれば、すべて汚染されます……。意味がないどころか何もしていないに等しいのです。ビニール手袋は汚染されないというイメージがあるのかもしれませんが、汚染されますし、たとえビニール手袋の上から消毒したとしても、消毒液がビニールを溶かして目に見えない微細な穴があき意味をなしません。また、手袋をしている安心感から

手洗いや手指消毒がおろそかになります。

正しい対策としては、医療業界でやっているように「1行為1手洗い」の原則で行うこと。お客さん1人に対応するごとに手指を洗って、消毒をすることが必要になります。毎回の20秒以上かけての物理的手指手洗いが困難であれば、適正濃度でのアルコール消毒を毎回、15秒以上かけて丁寧に行うだけでもいいのです。ビニール手袋を使うのであれば、毎回取り換える必要があります。そして、手袋を外した後は、必ず手洗いと手指消毒を忘れずにしましょう。

b「ビュッフェでのビニール手袋の使用」も同じです。ビュッフェ会場での指示書きには「食べ物や飲み物をトングなどで取る時には、必ずビニール手袋をつけてお願いします」と徹底されています。実際は、そのビニール手袋は自分のテーブルに持ち帰り、色々な場所を触って、そしてまた、それを使い回していませんか……? ビニール手袋はウイルスや細菌で汚染されることを理解せずに、ビニール手袋をしているから大丈夫、というイメージだけの対策となってしまっているわけです。

基本は、トングで取る前に手指を洗って消毒すること、取り終わった後にも同様に行うことの方が効果的です。ビニール手袋を使うのであれば、トングなどを触るたびに新しい手袋に換えてそのたびに手洗いと手指消毒をすることが必要になりますが、コストと煩雑な手間がかかることになります。

C「トイレのハンドドライヤー使用不可」は何が間違いなのでしょうか。今もなお、トイレのハンドドライヤーが使用不可になっている所を見かけますが、ハンドドライヤーはもともと何のためにある物でしょう？　きちんと手指を洗って消毒した後に手を乾燥させるために使用する目的のものです。使用中止の根拠のように言われる「エアロゾル化したウイルスが拡散し感染させる」ことは、非常に稀《まれ》な確率になります。

感染対策には乾燥させるということが非常に重要になるので、理想は使い捨てのペーパータオルで濡れた手指を拭き取るということですが、ペーパータオルの設置がない所もありますし、ハンドドライヤーが設置してあるならば、使用不可にすることはもはやデメリットでしかありません。

ちなみに男性に多いのですが、トイレの際に陰部を触った指先だけをちょこっと水をつけるぐらいの洗い方では、ウイルスどころか大腸菌が付着したままとなり意味がありません。トイレの後にそもそも手を洗わないという方も意外に多く、コロナ禍でなくともあり得ない行為です。

d「トイレの蓋を閉めて流すべしとする対応」は、どこがおかしいのでしょうか。ほんのわずかな量でも感染を引き起こすノロウイルスの感染対策では推奨されていますが、SARS－CoV－2（新型コロナウイルス）を想定する場合には、日本の場合は事情が違います。欧米の「洗い落とし式トイレ」と異なり、日本では「サイホン式」といって水を吸引しながら渦巻き型に流れていく世界トップクラスの技術のトイレなので、便からのエアロゾルによる感染リスクは非常に稀で可能性が低いものです。「蓋を閉めて流して」というのは過敏なまでの対応ですから、してはダメとまでは言いませんが、徹底しなくてもよいと考えられます。

それよりも、何度も蓋を触る行為も大腸菌などの細菌やウイルスで手指が汚染されるリスクを伴いますので、トイレ後には、手指の手洗い消毒は必須となります。毎回、蓋は閉めるけれど、これを欠いたら何の意味もないことになります。

これらは、今もなお続いている「間違いだらけの感染対策」であり、対策したフリとなっているリアルです。

しかしながら、正しく手指消毒と物品消毒、空間換気の徹底をすることでも、残念ながらＳＡＲＳ－ＣｏＶ－２（新型コロナウイルス）感染症つまりＣＯＶＩＤ－19を抑えきることは完全にはできていません。

その反面、これらの感染対策を徹底することによって、近年インフルエンザウイルス感染症は劇的に抑えています。

次の章では、インフルエンザウイルスとその感染症の診断と治療、そしてその予防に関して解き明かしていきましょう。

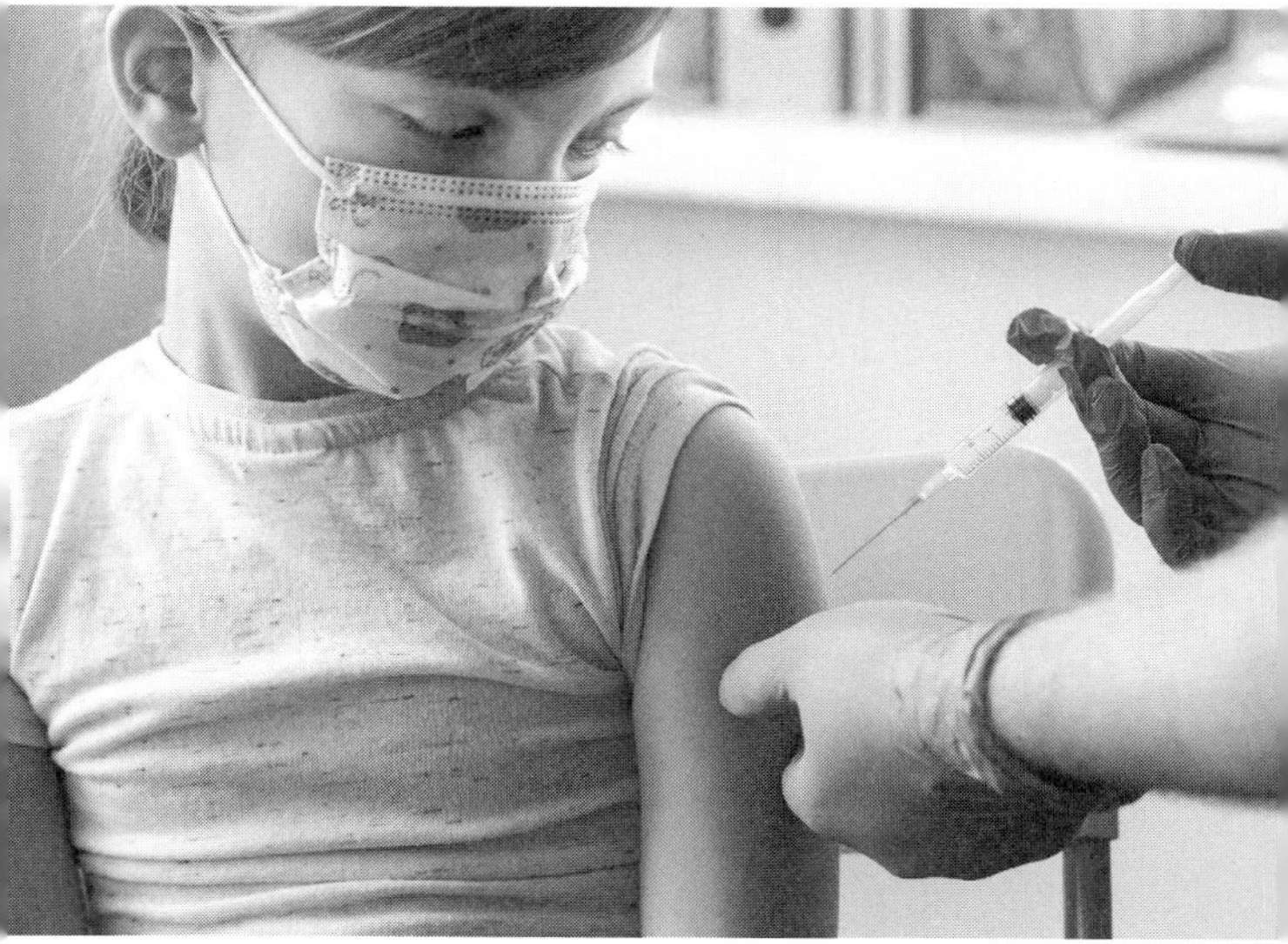

第7章

インフルエンザウイルス感染症のリアル

ここまで、新型コロナウイルス感染症（COVID－19）感染対策において代表的なマスクと消毒の効果について説明をしてきました。これらの感染対策を正しく徹底し、海外からの流入を防ぐため検疫を強化することによって、過去にないほど、インフルエンザウイルス感染症の流行を防ぐことができています。とはいえインフルエンザウイルス感染症も重症化すれば肺炎や脳症となり、普通の風邪とは一線を画するものです。この章では、インフルエンザウイルス感染症について、COVID－19との違いに着目しながら詳しく見ていきましょう。

†感染力の高い時期

インフルエンザウイルス感染症は、潜伏期間（感染してから症状が出るまでの期間）が平均2〜3日間（最大4日間）とされ、症状の出現する（発症）1日前（前日）から発症後3〜5日間に感染力があり、ウイルス量は発症後1〜2日間が最も多いとされます。

それに対し、COVID－19（SARS－CoV－2感染症）のデルタ株は潜伏期間が平均5日間、オミクロン株では潜伏期間が平均3日間とされ、発症2日前から発症後10日間は感染力があり、インフルエンザウイルス感染症の倍の期間があります。ウイルス量は、発症の1日前（前日）から発症後数日までが最も多く、アルファ株・デルタ株は世代時間（発症間隔のことで、感染後、他の人に感染させるまでの期間）が5日間とされ、オミクロン株では2日間と非常に短くなっていました。

COVID-19が厄介なのは、長期にわたり感染力の高い期間があること、また、発症前から感染力が高くウイルス量が多いことです。感染拡大を抑えることが難しい理由の1つがここにあります。

これらの期間から考えると、インフルエンザウイルス感染症は、罹患したヒトと濃厚接触した場合4日目に無症状であれば、感染していない可能性が高くなります。また、感染し発症した場合には、発症後5日間経過すれば周囲への感染力はほぼなくなるとされ、それまでに重症化しなければ自宅療養とされます。

第6波のCOVID-19（SARS-CoV-2感染症）オミクロン株では、罹患したヒトと濃厚接触した場合には、潜伏期間から考えて7～10日間無症状であれば、感染していない可能性が高くなるのでその間、自宅待機が推奨されます。また、感染し発症した場合には、発症後の翌日から最大10日間経過すれば周囲への感染力はほぼなくなることから、入院療養・ホテル療養・自宅療養すべき期間もこの日数に合わせて設定されています。

もし症状がひどい場合やもともとの体質や持病などの背景によっては、感染力の高い期間が長くなることがあります。そのため主症状（発熱や咳《せき》など）消失から約3日間という基準も合わせて設けられています。

感染を防ぐために周囲のヒトと隔離すべき期間をまとめておきます。

インフルエンザウイルス感染症

学童～成人：発症後5日間＋解熱後2日間

乳幼児：発症後5日間＋解熱後3日間

COVID-19（SARS-CoV-2感染症）

発症後10日間＋主症状（発熱や咳など）消失後3日間

なお、免疫不全を伴うような基礎疾患背景がある患者さんの場合や重症患者の場合には、21日間はウイルスを排出している可能性があるとされ、入院医療機関の医師の判断で長期に入院管理としている場合もあります。

†無症候性感染(asymptomatic infection)とは?

「無症状感染」という言葉がよく聞かれます。これは専門的には「無症候性感染(asymptomatic infection)」と呼ばれ、症状が全くないが感染している状態を表します。インフルエンザウイルス感染症は感染者全体の16%[1]、COVID-19(SARS-CoV-2感染症)では、20%[2]とされ、ほぼ同じ頻度と考えてよさそうな数値です。

症状のある感染者の周囲への感染力と比較するといずれも低いのですが、世界的なパンデミック期であるCOVID-19の場合には、周囲への感染率は1・9%[3]と、数字だけを見れば低くとどまってはいますが、注意する必要があります。症状の出る2日前の無症候期から感染力があることも考慮すると、感染対策をとるにも非常に難しいものがあります。

どちらの感染症も飛沫感染が主体とされるため、ユニバーサルマスクを徹底することでインフルエンザウイルスの感染拡大は過去にないくらい抑え込むことができていますが、COVID-19の場合はできていませんので注意が必要です。無症状だから大丈夫、とマスクをはずして会話をすることで感染拡大が起こりやすいのです。

†抗インフルエンザ薬の種類とその効果

インフルエンザウイルス感染症と診断された場合には、抗インフルエンザ薬を処方されることがあります。そして、日本で認可された抗インフルエンザ薬は、大きく次の2つに分けることができます。

①感染したヒトの細胞内で増殖したインフルエンザウイルスが、周囲の細胞に感染し拡散するのを抑える。
②感染したヒトの細胞内でインフルエンザウイルスの複製や増殖を抑える。

①に分類される代表的な薬が、1：アマンタジン塩酸塩（シンメトレル®：内服薬）、2：オセルタミビルリン酸塩（タミフル®：内服薬）、3：ザナミビル水和物（リレンザ®：吸入薬）、4：ラニナミビルオクタン酸エステル水和物（イナビル®：吸入薬）、5：ペラミビル水和物（ラピアクタ®：注射薬）。②に分類されるのが、6：ファビピラビル（アビガン®：内服薬）、7：バロキサビルマルボキシル（ゾフルーザ®：内服薬）です。

よく誤解されているようですが、これらの抗インフルエンザ薬には、使用して翌日すぐに解熱するとか元気になるといった劇的な効果は実はありません。それでは、具体的にどのような効果がある薬なのか、使用上の注意やリスクなどはあるのか、順に見ていきましょう。

1：アマンタジン塩酸塩（シンメトレル®：内服薬）

抗インフルエンザ薬として開発された最初のものです。A型インフルエンザウイルスにのみ効果が期待できた薬でしたが、今や100%耐性化し、効果が期待できなくなっており、現在では使用することのない薬剤です。

2：オセルタミビルリン酸塩（タミフル®：内服薬）

つらい臨床症状を約24時間（1日）ほど早く改善する効果が期待でき[4][5][6]、成人ではつらい症状が7日間続くとすると16・8時間短縮（7日を6・3日に短縮）、小児では29時間短縮（7日を5・8日に短縮）するとされます。[7]インフルエンザに感染すると細菌性肺炎を合併することもありますが、この薬の細菌性肺炎の予防効果は、100人への投与で1人予防できる程度[7]にしか過ぎません。

タミフル®は妊娠全期間において、催奇形性や有害事象に関しては問題なく、母乳への移行は微量であるため授乳は可能です。乳幼児や妊産婦さんでも使える薬です。

もちろん副作用はゼロではなく、28人に1人が吐き気、19人に1人が嘔吐、用量依存（薬の量が多くなること）によって精神神経症状（錯乱・抑うつなど）の副作用があるとされます。[7] ２００７年に、10代未成年での異常行動とタミフルの因果関係が疑われ、使用が制限されました。しかし、因果関係は明らかにできず、２０１８年5月には使用制限はなくなりました。

また、タミフル耐性株（Ｈ２７５Ｙアミノ酸変異）が出現した年もあります。

3：ザナミビル水和物（リレンザ®：吸入薬）

つらい臨床症状を、平均して約12時間（半日）早く改善する程度の効果が期待でき、[8] 成人では症状が15時間ほど短縮、小児では短縮効果なし、とされる報告もあります。[9] また、残念ながら細菌性肺炎の予防効果はなかったという報告もあります。[8]
気管支攣縮《れんしゅく》（気管支の平滑筋という筋肉が収縮することで粘膜がむくみ、気管支が狭くなり、息が苦しくなる状態）を起こすリスクがあるため、喘息《ぜんそく》や慢性閉塞性《へいそくせい》肺疾患を持病として持つヒトや疑われるヒトに使用するのは要注意とされています。[10] また、乳糖を使用しているため、牛乳アレルギー患者には禁忌です。タミフル®耐性株（Ｈ２７５Ｙアミノ酸変異）

にも効果が期待できるという特徴もあります。[11]

4：ラニナミビルオクタン酸エステル水和物（イナビル®：吸入薬）

つらい臨床症状を、平均して約24時間（1日）早く改善する程度の効果が期待でき、うまく吸入できればタミフル®に劣らないという報告があります。[12][13]

リレンザ®と同様、タミフル®耐性株（H275Yアミノ酸変異）にも効果が期待できる[14]とされますが、喘息や慢性閉塞性肺疾患を持病に持つヒトには、気管支攣縮を起こすリスクがあり注意が必要です。また、乳糖を使用しているため、牛乳アレルギー患者には禁忌です。

米国などの海外では、プラセボ（偽薬）と比較して、その効果に差が出なかったとして、発売されていません。[15]現在、開発国の日本のみで発売されている薬剤なのです。

実際、高齢者や小児などではうまく吸入できないという現実もあり、臨床の現場としては使いにくいという実感があります。２０１９年にジェット式ネブライザー（吸入薬を霧状にして、気管や肺、鼻の奥などに送る医療機器）を使った吸入液が発売されているものの、院内感染拡大のリスクなども含めデメリットが勝ると考え、私は全く処方していない薬です。

5：ペラミビル水和物（ラピアクタ®：注射薬）

唯一の点滴製剤。その臨床効果は、つらい臨床症状を平均して約24時間（1日）早く改善させる程度で、[16]タミフル®と同等の効果[17]しかなく、そのメリットは、自分で薬を飲めないような重症症例で使える点にあります。

しかし、治療効果が高い傾向があるがプラセボ（偽薬）との有意差がなかったという報告[18]や、重症例に投与することでかえって重症化しやすくなった可能性も示唆される報告[19]もあり、その使用には慎重を要します。

点滴製剤ですので投与に時間がかかり、院内での周囲の感染拡大を考慮すると、体調の悪いヒトや基礎疾患のあるヒト、高齢者や妊婦や乳幼児が多い一般外来での安易な実施はそういった意味でも勧められません。

また、臨床的には結論は出ていませんが、タミフル®耐性株（H275Yアミノ酸変異）には活性化が低下する[20]という報告もあります。

6：ファビピラビル（アビガン®：内服薬）

新型インフルエンザやエボラウイルス、SFTS（重症熱性血小板減少症候群）、水痘、帯状疱疹などの多くのウイルスを抑制する薬剤であるとされ、COVID-19（SARS

－CoV－2感染症）にも試験管内で効果があり、臨床歴に有効な可能性があると期待されました。しかし、その臨床効果は、残念ながらデータ的には証明しきれませんでした[21]。

この薬剤は、動物実験で催奇形性が判明しているため、妊婦または妊娠している可能性のある女性には禁忌とされています。精液にも薬剤移行があるため、男性・女性ともに投与終了後10日間の避妊を日本感染症学会は推奨しています。

現在、通常の季節性インフルエンザウイルス感染症での使用は認められておらず、新型インフルエンザのパンデミックの際などに、他の抗インフルエンザ薬が無効であると国が判断したときのみに使用が許可されることになっています。国内に200万人分が備蓄されています。

7：バロキサビルマルボキシル（ゾフルーザ®：内服薬）

2018年3月に世界に先駆けて日本で発売された、いま現在一番新しい抗インフルエンザ薬です（執筆時点）。半減期（体内に入った薬が代謝や排泄などによって半分に減るまでに要する時間）が100時間前後と非常に長いために1回の内服投与を可能にできた薬剤です。ただし、タンパク結合率という数値が高く、重大な副作用が出た場合には血液透析しても除去が難しいというデメリットがあります。

感染し約24時間（1日）後のウイルス排出減少効果はタミフル®に比べ非常に高いとされますが、つらい臨床症状を早く改善させる効果は、タミフル®と同等で約24時間（1日）ほどでしかありません。[22] ウイルス排出量の減少が感染率の減少を示すことのエビデンスはいまだなく、今後の臨床的な検証結果次第では、早期のウイルス排出減少により、周囲のハイリスク群への感染拡大を抑えることが期待できる薬剤となるかもしれません。

その反面、ゾフルーザ®投与成人患者の9・7％、小児では23・3％でウイルスに遺伝子変異が生じ、ウイルス検出期間がかえって延長し、有症状期間も長引くリスクが指摘されています。[22,23] このような耐性化リスクや、薬価が約5000〜1万円と非常に高い（ちなみにタミフル®はジェネリックもあり1360円）というデメリットもある薬です。

また、骨粗鬆症薬《こつそしょうしょうやく》のカルシウム製剤、貧血薬の鉄剤、便秘薬などのマグネシウム製剤、胃薬などのアルミニウム製剤などの金属イオン製剤（Ca、Fe、Mg、Alなど）と併用するとキレート形成（金属イオン特有の結合のこと）することで吸収が落ち、血中濃度が低下するため併用を避けた方がよいのですが、医師や薬剤師のあいだでもあまり知られていません。

このため、日本感染症学会、日本小児科学会ともにゾフルーザ®の積極的な推奨を現時点では見送ると宣言しています。しかし、ことさらに新薬の誕生や導入を重要視するようなテレビ等の報道姿勢に影響を受け、安易に新薬の処方をしてしまう医師がいるのもリアルです。新型インフルエンザパンデミックなどの災害的な非常時でもない限り、新薬の臨床使用は慎重にすべきで、安易に使用すべきではないと多くの専門家たちは考えています。

異なる作用機序で早期のウイルス排出減少効果があるとされるゾフルーザ®は、タミフル®などのノイラミニダーゼ阻害薬（前述のタイプ①の薬）と併用投与することで、重症インフルエンザ患者や免疫不全患者への相乗効果の可能性のある薬剤です。いずれにせよ、安易な投与は控えるべき薬剤なのです。

これらを総合的に考えると外来診療において抗インフルエンザ薬の第一選択薬はタミフル®と考えてよさそうです。

†抗インフルエンザ薬を飲むべき場合とは？

インフルエンザウイルス感染症は、平均2〜3日間（最大4日間）の潜伏期間の後に急な発熱、関節痛や筋肉痛、頭痛、悪寒、全身倦怠感《けんたいかん》などの症状と鼻炎、咳、咽頭痛などの上気道感染症や下痢、嘔吐などの消化器症状を呈する病気です。ほとんどが自然治癒する[24]

下記の背景を持つ人：5
①5歳未満、特に2歳未満 ②65歳以上の高齢者 ③妊婦 ④産後2週間以内の褥婦 ⑤介護老人保健施設・長期療養施設に入所中の人
下記の疾患背景を持つ人：10
①慢性肺疾患（喘息、慢性閉塞性肺疾患など） ②神経疾患・神経学的合併症：気道分泌物排出困難状態（脳梗塞、脳脊髄障害、脳性麻痺、脊髄損傷、筋ジストロフィー、てんかん、精神発達遅滞、中等度以上の発達障害、認知機能障害など） ③心疾患（高血圧のみを除く先天性心疾患、慢性心不全など） ④血液疾患 ⑤糖尿病などの内分泌疾患 ⑥慢性腎疾患 ⑦慢性肝障害 ⑧免疫不全状態（悪性腫瘍、HIV）、ステロイドなどの免疫抑制薬投与中 ⑨長期アスピリン投与を受けている19歳未満の人 ⑩著しい肥満のある人（BMI ≧ 40）

表7-1：インフルエンザで重症化するハイリスク15（著者作成）

風邪症候群です。

しかし、重症化するとウイルス性肺炎、細菌性肺炎の2次感染、脳炎（小児に多い）や心筋炎なども合併し、死亡することもあり[25]、ただの風邪と言えない側面もあります。

ノンリスク群（**表7-1**にあるハイリスク群ではない）の健常な小児・成人では、インフルエンザウイルス感染症発症48時間以内に抗インフルエンザ薬を投与したとしても、つらい症状の期間を平均24時間（1日）短くする程度でしかありません。投与後翌日に解熱させる魔法のような効果は残念ながらありません[26]。つまり、ノンリスク群の健常な小児・成人の入院率や重症化率を減らすことはできないのです[26]。

健常な小児や成人に対する抗インフルエンザ薬の効果は？

①つらい症状を半日～1日短くできる可能性がある（翌日に解熱させるような効果はない）
②重症入院率や死亡率を減少させる効果は期待できない。
③そもそもインフルエンザは自然治癒する風邪症候群のひとつであり、抗インフルエンザ薬は特効薬ではない！
④発病率や重症入院率を下げるのは、ワクチンしかない。
⑤抗インフルエンザ薬は消化器症状などのデメリットもある。

ハイリスク群に対する抗インフルエンザ薬の効果は？

①発症48時間以内に投与すれば、重症入院率や死亡率を減少させる効果が期待できる。
②入院を要する重症なインフルエンザには、発症5日以内であれば効果が期待できるかもしれない。

つまり、抗インフルエンザ薬を一律に処方する必要性はない！

どのようなケース・患者に抗インフルエンザ薬を投与するべきか？

①ハイリスクの人にインフルエンザ発症48時間以内に投与。
②入院するような重症インフルエンザや妊婦（インフルエンザ発症時間に関係なく）
③新型インフルエンザのパンデミックの時（誰も抗体を持っていない状態）
（④メリット・デメリットを十分に説明したうえで強く希望する健常患者）

表7-2：抗インフルエンザ薬の効果と使い方・まとめ（著者作成）

ハイリスク群（**表7-1**）の小児・成人では、インフルエンザウイルス感染症発症48時間（2日）以内に投与すると入院率や死亡率、重症率を減らすことができる[27,28,29]とされています。

抗インフルエンザ薬を投与することにより、そのインフルエンザに対する抗体が作られにくくなる可能性があるという報告もあります。健康なノンリスク群の方への安易な抗インフルエンザ薬の投与は、1シーズンに数回インフルエンザウイルス感染症に罹患する可能性を秘めていることになります[24,29]。何回もかかったことがあるという経験やそのようなヒトを見聞きしたことがありませんか？　また、前述したように投与により消化器症状などデメリットもあることを押さえておくべきです。

抗インフルエンザ薬は、ハイリスクのヒトやハイリスクの方と同居しているヒト、治療に関わる医療従事者には、できるだけ早期の48時間（2日）以内に内服することでメリットがあります。

まとめると、インフルエンザウイルス感染症と診断したら抗インフルエンザ薬を一律に処方する必要はないのです。効果と使い方を、**表7-2**に整理しましたので参照してください。

†インフルエンザウイルス感染症に漢方薬は効くのか？

健常な小児や大人には抗インフルエンザ薬は要らないと言われても、患者さんの側としてはつらい症状を何とかしたいと思うものです。前述した対症療法薬とされていた風邪薬などが十分な効果がなく、デメリットが勝るともなると非常に悩ましいものがあります。

そこで漢方薬が使えるのかどうか、見ていきましょう。

麻《ま》黄湯《おうとう》という漢方薬には、抗ウイルス作用を示唆する基礎的報告[30,31]があります。実際、インフルエンザウイルス感染症の患者に麻黄湯を投与するとタミフル®より発熱期間が17時間短かったなど、同等以上の報告[32][33][34]がされています。また、タミフル®との併用投与にすると、タミフル®だけの単独投与より発熱期間が5〜6時間短くなる傾向があるという報告[34]もあります。エビデンスと言うにはまだ十分な論文報告はないのですが、漢方薬には耐性ウイルスの誘導もなく、薬価も1包57円（3割負担で17円）と非常に安く、デメリットよりメリットが多いため、選択肢となり得ます。

麻黄湯は悪寒、高熱、頭痛、全身の筋肉痛・関節痛があり、汗をかいていない状態のインフルエンザ初期症状の患者に対し、発汗するまでの効果が期待できる漢方薬です。効果的に使うためには、1回に2包を2〜3時間ごとに発汗するまで内服します。麻黄湯で体温をぐっと上げることにより免疫を上げて、汗をかくまでウイルスと戦う目的として使われます。発熱があっても本人が寒気を感じているなら「温める」というのが漢方の風邪治療の考え方になります。

つまり、汗をかくようになったら目的は達成したことになり、汗をかいたあとも内服を続けるとかえって脱水を起こす可能性が出てきます。やみくもに5〜7日間投与するような薬剤ではありません。汗をかいたら、他の漢方薬に変更する必要があります。

また、高齢者、心疾患やバセドウ病の患者さん、やせ型のヒトには動悸《どうき》などの副作用が出ることもあるため注意が必要で、こういった方には、麻黄附子細辛湯《まおうぶしさいしんとう》がベストになります。インフルエンザウイルス感染症ならばなんでもかんでも麻黄湯、ではありません。その他、咳を鎮める作用のある麻杏甘石湯《まきょうかんせきとう》や寒気よりも熱感を感じるような場合には、喉の痛みを抑える作用や「冷やす」効果のある銀翹散《ぎんぎょうさん》（市販薬）などもインフルエンザウイルス感染症に効果が報告されており、患者の状態や背景で使い分ける必要性があります。

漢方薬は証（症状と体質、状態）に合わせた処方を行うことで効果が期待できる薬剤なので、インフルエンザウイルス感染症＝麻黄湯ということになりません。患者ごとにどの漢方薬がどういった時に合うのか、それを見極めてもらうために漢方診療に知識のある医師や薬剤師に相談する必要があります。

補中益気湯《ほちゅうえっきとう》という漢方薬では、インフルエンザウイルスの細胞内侵入を防ぐ効果[35]や罹患するのを予防する可能性[36]を報告した論文もあります。漢方薬は予防薬としての効果も期待できる可能性を秘めているのです。上手に使えば、デメリットよりもメリットが勝る薬剤として、コロナ禍において改めて注目されています。

†インフルエンザワクチンの3つの効果

では、感染する前にできることとして、ワクチン接種はどうでしょうか。インフルエンザワクチンには、次の3つの効果があります。

1. 予防接種を受けた本人を感染から守る「direct protection（直接的保護効果）」
2. 周囲への感染拡大を抑える「indirect protection（間接的保護効果）」
3. 罹患すると重症化しやすい人や予防接種が受けられない人を感染から守る「herd immunity（集団免疫効果）」

それでは、順番に説明していきましょう。

「direct protection（直接的保護作用）」とは

予防接種を受けた本人を感染から守る効果のことで、インフルエンザウイルス感染症の罹患率を約50〜60％減らします[37][38][39][40][41]（その年の流行株によって変動があります）。

先に、重症化リスクの背景の1つに65歳以上の高齢者を挙げました（**表7-1**参照）。加齢とともにワクチン接種に対する抗体産生反応が低くなることから、[42]高齢者は若年者と比較してワクチン効果が低いと考えられています。しかし、若年者と高齢者とでインフルエンザワクチンの効果を比較して、年齢による差は認められないという報告もあります。[43]シーズンによっては、高齢者が最も高い効果を認めた年もあったという報告もあります。[44]インフルエンザワクチン効果については、「年齢が上がれば低くなる」という単純なものではなさそうです。

直接的保護作用があるとしても、A香港型（H3N2）に対してはワクチン効果が低いことが知られており、全年齢層について問題となっています。これに対しては、高用量不活化ワクチン（抗原の含有量が多い）やCOVID-19ワクチンでも採用されているm-RNAワクチンなどのより効果の高いワクチンの開発が進められています。

また、インフルエンザによる重症率・入院率・死亡率を約50％[37~39]減らす[45~52]効果があります。また、妊婦へのワクチン接種（特に出産前）は、妊婦のインフルエンザの重症率と産後6カ月の乳児の罹患率を約60％減らす効果があるとされます。[53]ちなみにワクチンは、妊娠全期間も授乳中も接種可能です。

そして、ハイリスク（**表7-1**参照）のヒトの重症率・入院率を約70~80％減らす[54]効果があります。

COVID-19（SARS-CoV-2感染症）ワクチンは、2021年春（第4波）の接種開始当初に流行株の主体となったアルファ株の罹患率予防効果は、2回接種により95%の効果が期待できましたが、2021年夏（第5波）の流行株のデルタ株では、2回接種後4〜6カ月の時間経過に伴い、約45〜65%まで下がり、3回接種で90〜95%まで回復。2021年冬〜2022年春（第6波）のオミクロン株では、2回接種後4〜6カ月の時間経過に伴い、5〜30%、3回接種しても時間経過とともに40〜50%となってしまいました。しかし、重症率・入院率予防効果は、デルタ株では80〜90%、オミクロン株では3回接種により75〜85%の効果を維持しています（第1章：**表1-1**参照）。

「indirect protection（間接的保護効果）」とは

周囲への感染の拡大を抑える効果のことで、ノンリスク（健常人）の接種率が高くなると、ハイリスク（**表7-1**参照）である高齢者や乳幼児、免疫力が低下しているヒト、予防接種が受けられないヒト（ワクチンの効果が期待できない6カ月未満児、接種するワクチンにアレルギーがあるヒトなど）の罹患率を減少させるとされています。[55]

「herd immunity（集団免疫効果）」とは

周囲の多くの人が集団となり、ワクチンを接種することで罹患すると重症化しやすいヒトや予防接種が受けられないヒトを感染から守る効果のことです。日本では学童（小学生）に対して、1984〜87年には強制接種、1988〜94年には準強制接種という形で集団接種をしていた時期がありました。

その学童集団接種実施は、ハイリスクである高齢者や乳幼児の重症率・死亡率を減少させる効果があった[55][56][57]ことが明らかになっています。国内外での共同研究調査で、学級閉鎖率を減らす効果[58]、家族内のインフルエンザウイルス感染症罹患率を減少させる効果[56]、小児（5〜16歳）に集団接種することで社会全体のインフルエンザウイルス感染症罹患率・死亡率を減少させる効果[59]があると報告され、「herd immunity（集団免疫効果）」という概念が世界的に認められました。

つまり、個人を予防するという効果は50〜60%程度ですが、ノンリスクである健康なヒトがインフルエンザワクチンを接種することで身近な家族や友人など周囲の人々を守ることができ、ひいては社会全体のインフルエンザウイルス感染症罹患率・死亡率を減少させる効果が期待できると証明されたことになります。

これを新型コロナウイルス感染症ワクチンに置き換えていくと、現時点では、高齢者や基礎疾患のある方にとっては3回目のワクチン接種が重症化リスクを大きく下げることは間違いありません。また、多くの人にとっても3回目のワクチン接種はオミクロン株による感染を防ぐ効果を再び高めることができます。しかし、4回目に今のワクチンをそのまま接種しても期待するほどの効果の回復はなくなっている事実が既に実施されたイスラエルでの報告から知ることができます。

今後、より長期間効果が持続するワクチンや、様々な変異株に対して幅広い効果を持つワクチンの開発が求められています。執筆時点（2022年春）では、まだ、そのワクチンは世に出ていません。

†インフルエンザ不活化ワクチンの副反応

インフルエンザ不活化ワクチンの副反応として、10〜20%で接種部位の発赤・腫脹《しゅちょう》・痛みがみられ（2〜3日で消失）、5〜10%で発熱・頭痛・悪寒（2〜3日で消失）、非常に稀にアナフィラキシー症状（短時間で全身に現れる各種アレルギー症状）があります。

クスリはリスクですので、副反応および副作用のない薬はありません。自動車を事故・

死亡というリスクがあると承知のうえで利便性を重視して運転・乗車するのと同じです。メリットとデメリットのバランスを考えて、接種するかどうかを考える必要があります。

ちなみに、卵アレルギーにかかったことがある、ワクチン接種後の一時的な発熱や接種部位の局所の発赤・腫脹が出たことがある、等の既往歴があっても、インフルエンザワクチンは安全に接種可能[60]とされています。インフルエンザワクチンと卵で重篤なアレルギー反応（アナフィラキシー）が出たことがある人にのみ推奨はしないとされ、それ以外の場合は接種は可能となっています。

†「インフルエンザワクチンはシートベルト」と理解しよう

「ワクチンは未接種でもインフルエンザにかかったことがないから、接種しなくて大丈夫」「ワクチンを接種したのにインフルエンザにかかったことがあるから、もう接種しない」と考えている方が時々おられます。

ワクチンについての考え方として、「インフルエンザワクチンはシートベルトと同じ」と理解してもらえばいいと思います。車に乗るときにシートベルトをしていてもしていなくても、事故を起こすことも起こさないこともありますよね。でも、事故を起こした時に、シートベルトをしているのとしていないのとでは、重症化・死亡率が違ってきます。インフルエンザワクチンも同じなのです。

また、「かかったことがない」と思っている方でも、おそらく高熱が出ても1〜2日で解熱したり、発熱がなく症状が軽度（鼻炎、咳、倦怠感だけ）なために医療機関に受診しなかった方も多いはず……。「診断」されていないだけかもしれないのです。その場合でも、周囲へ感染させてしまっている可能性があります。

ワクチンは、もともと個人だけを予防するのがメインではありません。自分だけでなく、家族や周囲を守るためのものでもあります。これが前述の間接的保護効果、集団免疫効果です。

本章の前半で解説したように、ノンリスク（健常人）のヒトへの抗インフルエンザ薬の効果には、残念ながら重症化予防効果はあまりなく、つらい症状を12〜24時間程度短くするくらいです。副作用もあります。

このことを考え合わせると、重症化予防の効果を期待できるのはワクチンしかないのです。身体的な問題がないのであれば、シートベルトくらいしてもいいのでは？　と考えてみてください。

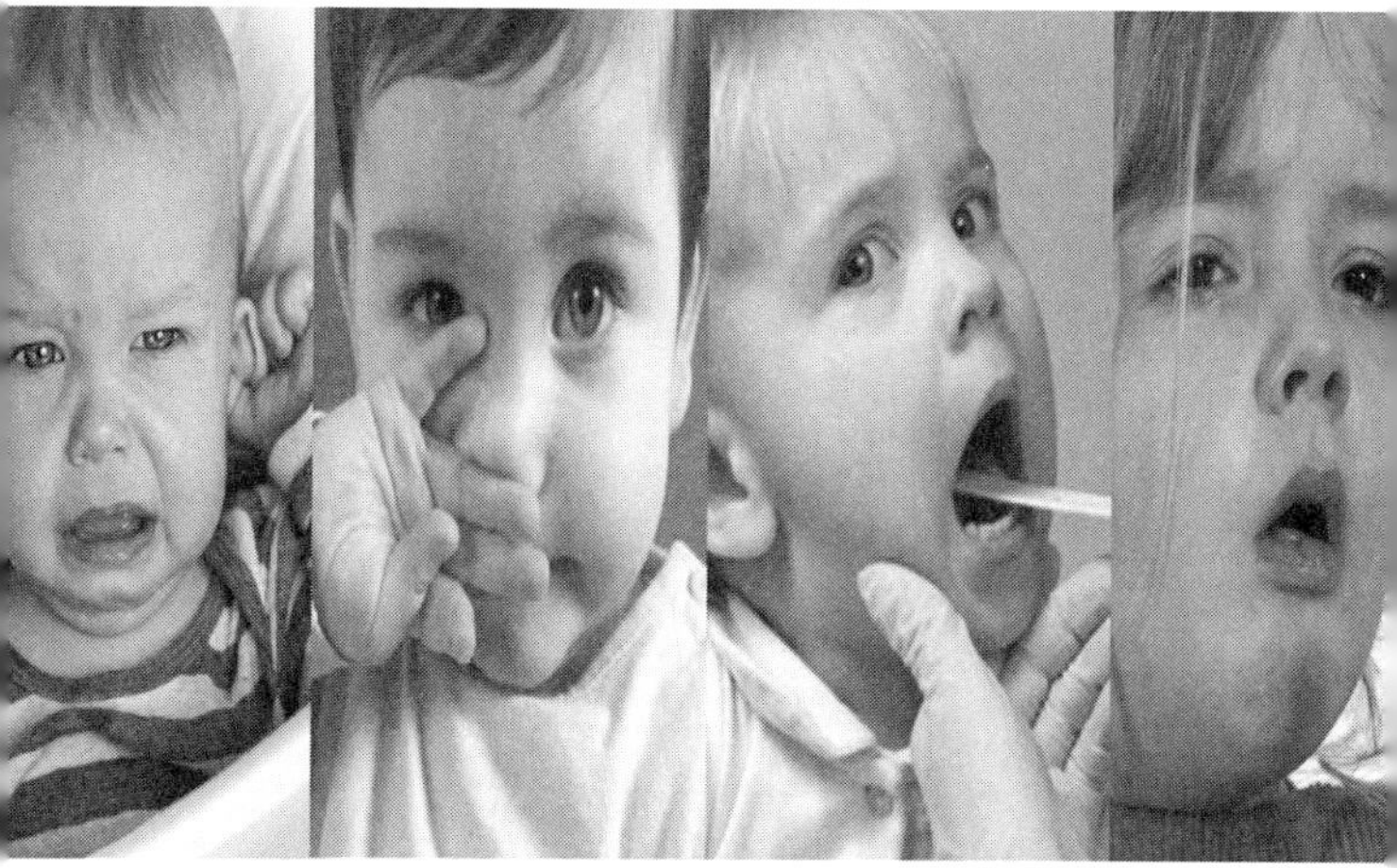

風邪に似た急性気道感染症のリアル

第8章

さて、本章では、風邪に似ているもしくは合併する感染症、急性細菌性気道感染症についてお話ししていきたいと思います。中耳炎、鼻副鼻腔炎《びふくびくうえん》、咽頭扁桃炎《いんとうへんとうえん》、気管支炎、肺炎など、これらの診断を受けた場合に抗菌薬を処方されたことはありませんか？　その抗菌薬（抗生物質）処方の診断根拠は採血でしたか？　画像検査でしたか？　どんな抗菌薬でしたか？　残念ながら、実はその9割は不要です。第8章では、そこにメスを入れていきましょう。

正しく診断し、正しく抗菌薬（抗生物質）を使うためにそのフェーズ（段階）を見極めることが医師の仕事です。患者さんは、そのスキルのある医師に相談するために医療機関に受診することになります。

†急性気道感染症とは

急性気道感染症という病名は、一般の方はあまり聞いたことがないと思います。

気道とは、肺に通じる空気の通り道のことで、鼻から耳（中耳・鼓膜）または鼻からのど（咽頭《いんとう》・喉頭《こうとう》）、気管から気管支・肺へと、これらはすべてつながっており、一般的に耳・鼻・のど・気管上部までを上気道、気管下部から気管支・肺までを下気道と呼びます

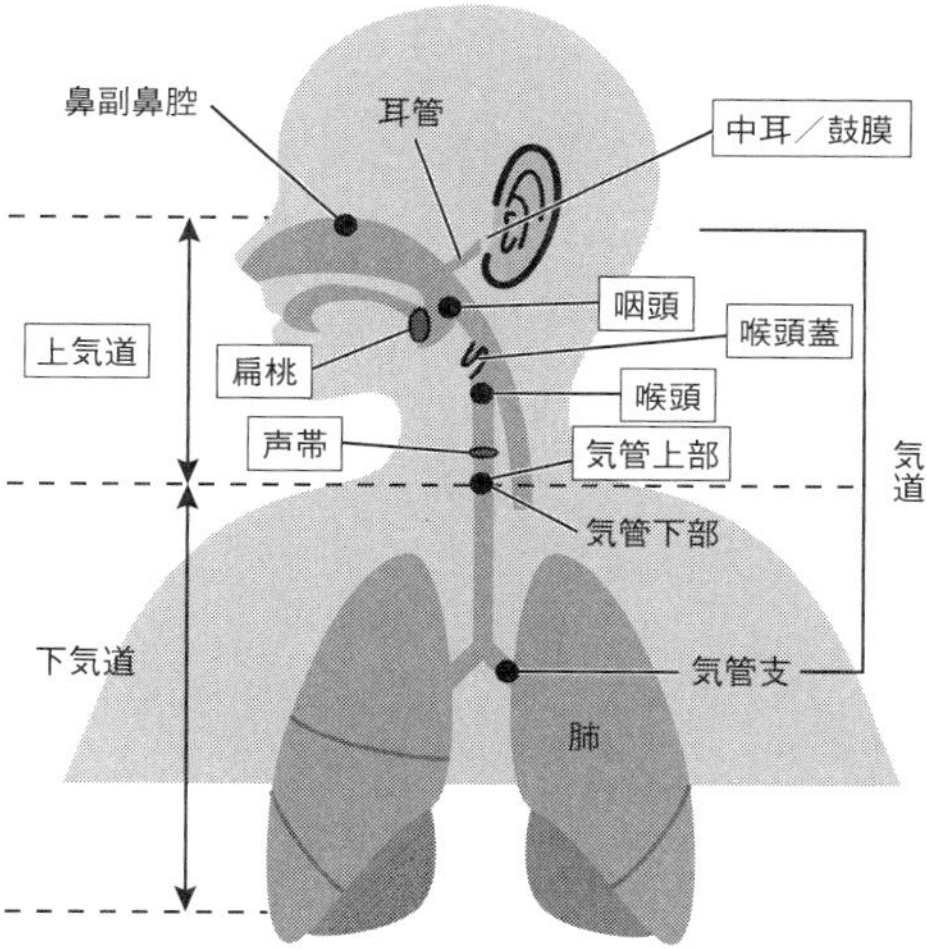

図 8-1：気道解剖図

（図8－1）。

つまり、急性気道感染症は、急性上気道炎（中耳炎、鼻副鼻腔炎、咽頭扁桃炎、気管支炎）と急性下気道炎（気管支肺炎、肺炎）に分けることができます。

†急性気道感染症と風邪はどう違う？

急性気道感染症の多くはウイルス性であり、風邪と同じと考えてよく、実際、風邪イコール急性ウイルス性上気道炎とも定義されることはこれまでにも説明してきました。2つの違いとして、急性気道感染症の中には、原因がウイルスではなく、細菌による感染症

(急性細菌性上気道炎)が含まれている点があります。

この違いを医師が診察で見極め、細菌性の場合には抗菌薬(抗生物質)を治療薬として処方します。細菌性には抗菌薬の効果が期待できるからです。一方、ウイルス性の場合には抗菌薬(抗生物質)は全く効果がありません。

抗菌薬が必要な場合には、その原因細菌(微生物)が肺炎球菌なのか? インフルエンザ菌なのか? A群溶連菌《ようれんきん》なのか? 嫌気性菌《けんきせいきん》なのか? 淋菌《りんきん》? 梅毒《ばいどく》? クラミジア? マイコプラズマ? もしくはそれらの耐性菌である可能性はないのか? ……などさまざまな可能性について根拠をもって想定・精査することが医師の仕事です。その細菌に対して、最もバランスが取れ、効果的な抗菌薬(抗生物質)を適切に選択し、その投与日数を見極める。抗菌薬であれば、なんでもいいわけではありません。

また、後述しますが、細菌性肺炎のような下気道細菌感染症の場合は別になりますが、気道の上部、つまり体表表面の感染症である急性細菌性上気道炎の90%は、実は抗菌薬がなくとも治癒します。細菌性だから抗菌薬ということでもないのです。そのため、抗菌薬が必要な状態かどうかの見極めのできる医師の診断が必要となります。

……ややこしいですよね。患者さん側がとるべき行動として、風邪にしてはひど過ぎる、長過ぎる、何かいつもと違う、と感じた場合に、風邪か風邪じゃないのか？ ウイルス性か細菌性か？ そして、抗菌薬が必要なフェーズ（段階）かどうか？ そもそも感染症なのか？ これらについて見極めてもらうために医療機関に受診することになります。そもそもこれはいつもの風邪だなと思ったら、医療機関に受診する必要はありません。

（例外的にCOVID-19のパンデミックの時には、周囲の感染状況や行動歴次第では、軽い風邪症状でも精査が必要です）

医師の仕事は、繰り返しにはなりますが、問診と身体所見（視診・触診・聴診）からもっとも可能性が高い病気を絞り込み、本当に必要な検査を使いこなし、病気を診断することです。専門知識としての臨床推論・診断学をきちんと学んでいる、学び続けている必要がありますが、特に感染症やアレルギー疾患に関してそれができている医師は残念ながら非常に少ないというのが現実です。医学情報の発信のスピードも加速しているインターネット時代においては、学び続けなければあっという間に知識が遅れてしまいます。昔とった杵柄《きねづか》では対応できないのが現代（平成・令和以降）の臨床医学なのです。

感染症診療の医学部教育や、若手・中堅・ベテラン医師への医学知識のアップデートのための教育の必要性が長年の問題とされています。一部の学びの意識の高い層は自らアップデートしていきますが、変わらなければいけない・気づいていない層が変わってくれない・学ばないというジレンマが残っています。

これまでの章で説明したように採血をして炎症反応（CRPやWBC）が高いから、症状がひどそうだから、変わらないから、細菌感染症・抗菌薬処方というのは、昭和時代のアバウトだった頃の医療となります。コロナ禍においては、発熱風邪症状のある患者に、PCR検査・抗原定性検査だけを行い、他の病気の見極めを全くしない、出来ないために他の疾患を見逃すなど、医師の臨床スキルの差は一段と表出してしまっています。

本章では、日常でよくみられる代表的な急性細菌性気道感染症の本当の診《み》かた・治し方について、お話ししていこうと思います。

1　急性中耳炎

†急性中耳炎とは

急性中耳炎とは、耳痛・発熱・耳漏《じろう》（耳だれ）を伴うことがある急性に発症した中耳の

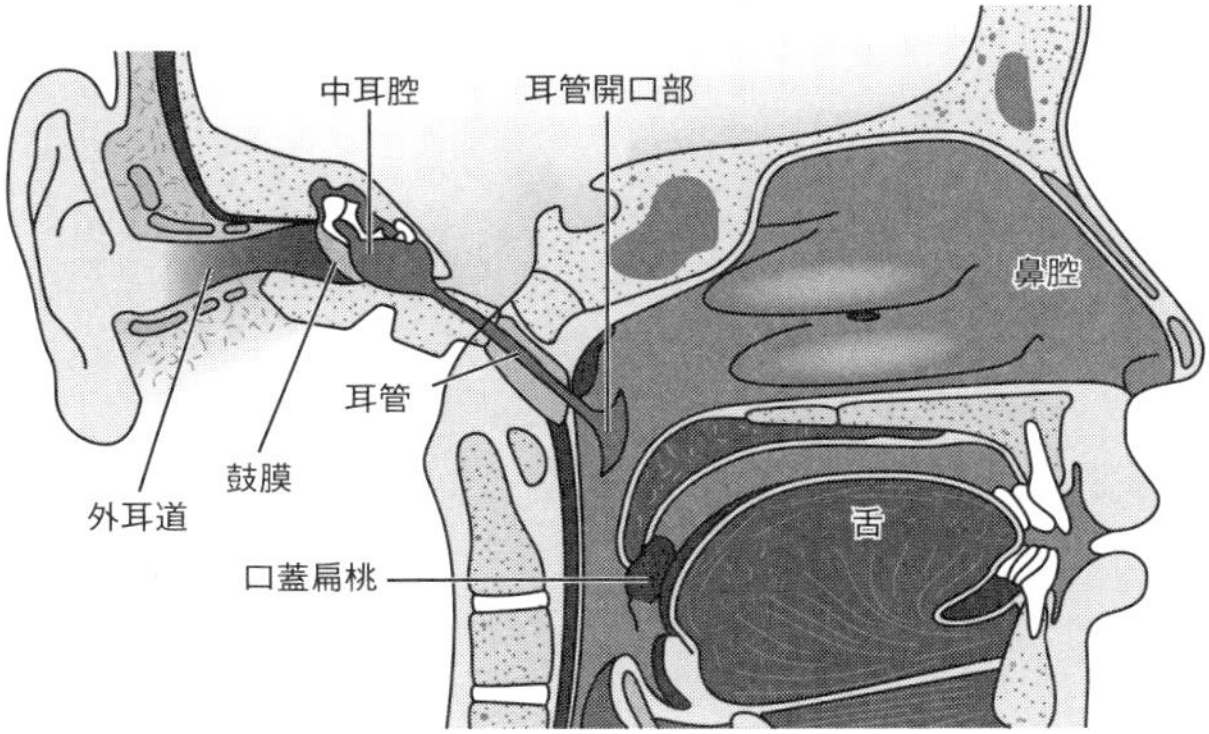

図8-2：中耳腔周囲解剖図

感染症のことです。鼓膜の発赤のみで中耳貯留液を伴わないものは急性中耳炎ではなく、鼓膜炎とされ、同じような治療をする必要はないため区別するべき病気です。[1]

急性中耳炎は、鼻の一番奥にある耳管開口部から中耳腔《ちゅうじくう》にまで炎症やウイルス、細菌の感染が波及して生じます（**図8-2**）。鼓膜に大きな穴でも空いていない限り、お風呂やプール、海、川などで耳に水が入って中耳炎になるということはありません。慢性中耳炎の場合に1・2㎜の穴の大きさの鼓膜チューブを手術にて挿入することがありますが、その状態であっても、数mもの余程深い水深に潜ることでもしない限り、中耳腔に水が入ることはありません。鼓膜チューブを入れてある場合には、シャワーやお風呂に入る際に耳栓を

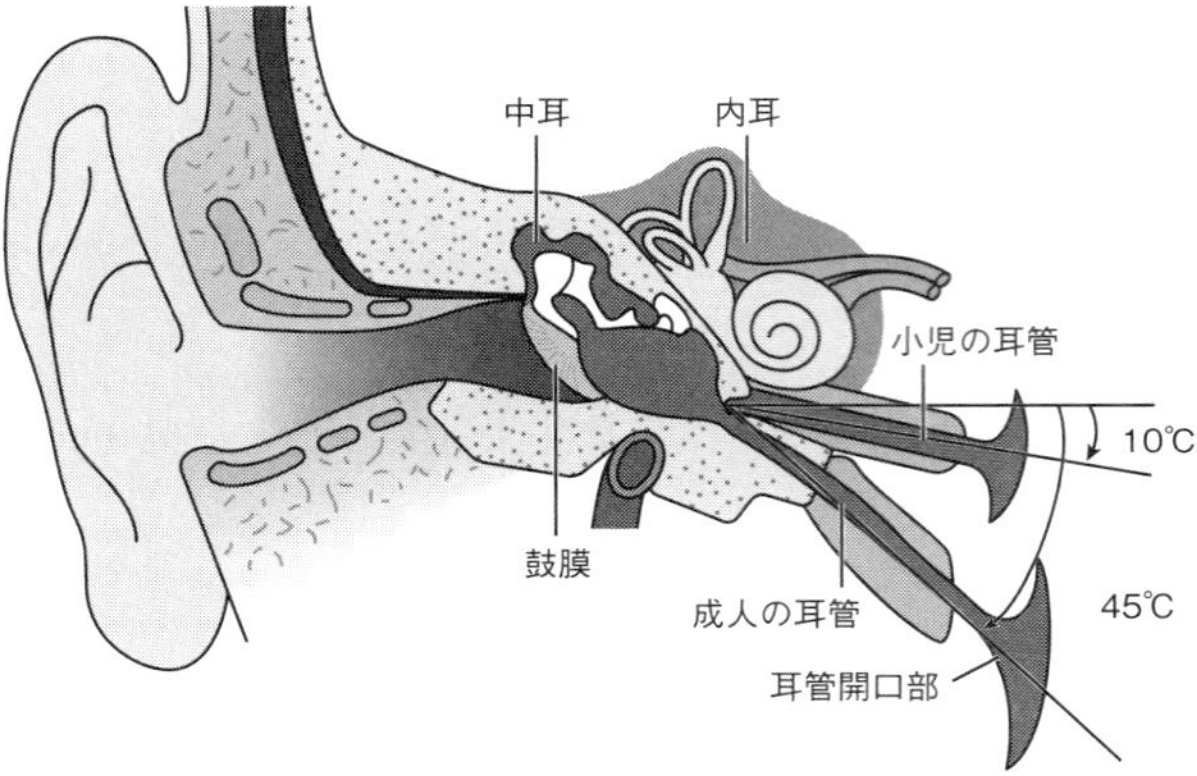

図8-3：小児（乳幼児）と成人の耳管傾斜の違い

入れるようにと指導されることがありますが、慣習的なもので医学的には何の意味もありません。

急性中耳炎は、大体1歳までに75％がかかり、3歳未満の80％が少なくとも1回、7歳までに40％が4回以上かかるとされ、小児に多い感染症です。もちろん、頻度は少なくとも成人でもかかることはあります。

†なぜ小児（乳幼児）は急性中耳炎になりやすいのか？

解剖学的に成人の耳管は傾斜角度が約45度と大きく細長いのに対し、小児（乳幼児）の耳管は約10度と傾斜が小さく太く短いため（**図8-3**）、上咽頭（鼻腔）から炎症が波及しやすく、急性中耳炎を発症しやすいのです。

急性中耳炎の2大起炎菌は、肺炎球菌とインフルエンザ菌です。免疫学的にも、乳幼児、特に生後6カ月から2歳までは、それらの細菌に対する特異的抗体というものが低いため、罹患しやすくなります。[2,3,4,5]

また、乳幼児は自分で鼻をかむことができず、ドレナージ（排出）不良が起きやすいことも一因とされています。[6]

ところで、耳鼻咽喉科に受診すると、オリーブ管という器具を鼻に当てて、機械の力で鼻汁を吸い取る「鼻処置」をされることが多いと思います。自力で鼻をかめない乳幼児でも、毎日耳鼻科に通ってこの処置をしてもらえば、中耳炎にならないのでしょうか？

じつは鼻処置は、鼻汁による鼻《び》閉《へい》症状を、処置をした直後だけスッキリさせる効果しかありません。家に帰る頃には、処置をする前と同じ状態になってしまっています。これは、自分で鼻をかむことのできる年齢で、鼻炎がひどいときに何回鼻をかんでもキリがないのと同じです。

鼻処置のメリットとしては、オリーブ管という透明な管を使って鼻を吸うため、その鼻汁の性状（透明度、粘性度）と量を見極め、アレルギー性鼻炎の可能性やはな風邪（急性鼻副鼻腔炎）のフェーズを診断する際の参考にできるということに尽きます。

乳幼児に頻回に鼻吸い処置をしても、それが急性中耳炎の発症予防となるエビデンスはありません。つまり、毎日鼻処置（鼻吸い）に医療機関に通うこと・通わせることは、保護者の方の時間的負担や乳幼児本人のストレスなども考慮すると、デメリットの方がはるかに勝ることになります。

大人の場合には、先ほど触れたように、解剖学的に耳管傾斜角度が大きく細いため、鼻を強くかみ過ぎたり、すすり過ぎることで急性中耳炎を起こすことがほとんどです。鼻は優しくかみましょう。なんでも適度であることが重要です。「過ぎたるはなお、及ばざるが如し」なのです。

†急性中耳炎に抗菌薬は必要か？

「急性中耳炎です。抗菌薬（抗生物質）を出しておきますね！」と当然のように医師から説明を受けたことはありませんか？

急性中耳炎のほとんどは自然治癒し、抗菌薬処方が必要とされることは非常に少ないというのが現代の世界基準の考え方です。[7,8,9,10] 実際、筆者の臨床での実感としても、抗菌薬を処方するケースは10％未満です。

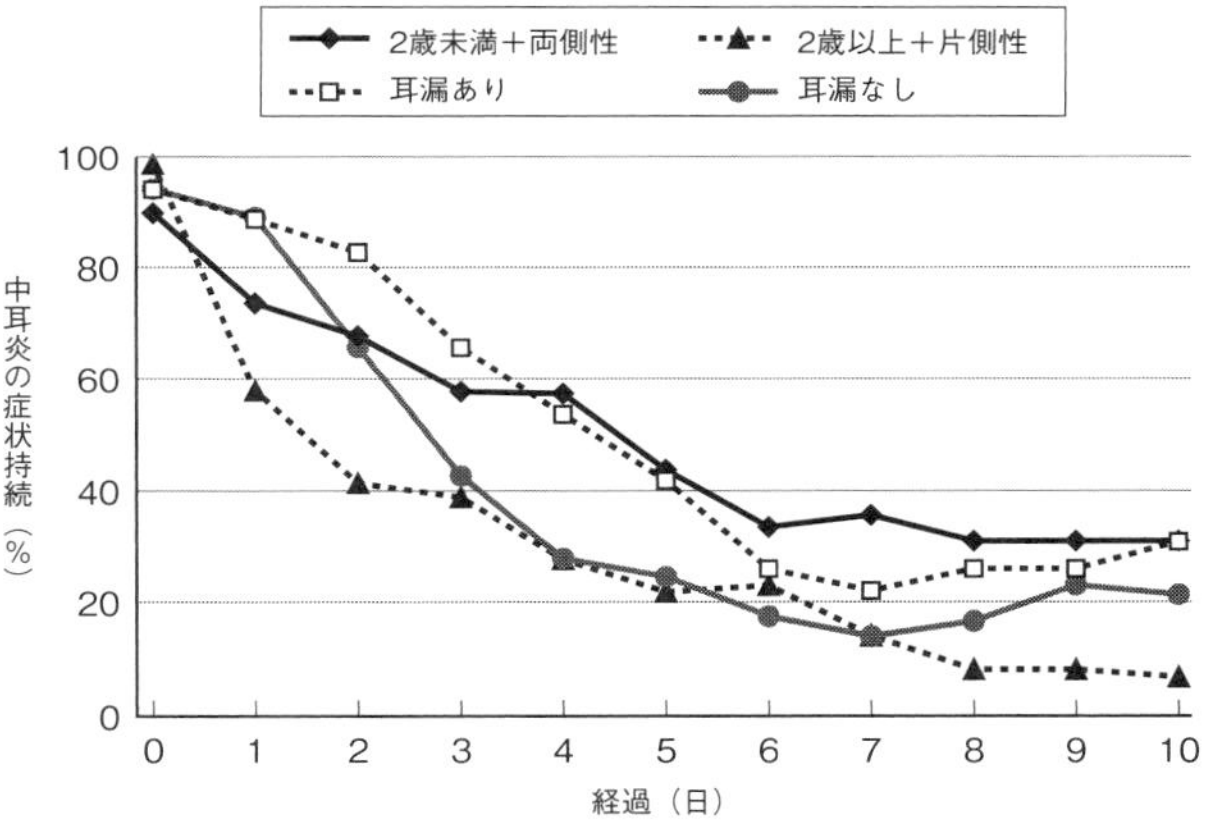

図8-4：小児急性中耳炎の自然治癒経過

急性中耳炎では、高率で肺炎球菌、インフルエンザ菌、モラクセラ・カタラーリス、A群溶連菌の混合感染がみられます。[11] 耳漏《じろう》（耳だれ）のある急性中耳炎の92％には細菌が関与しているとされますが、[6] 細菌が関与していることと、急性中耳炎の治療に抗菌薬が必要であることは別問題であり、そもそもウイルスか、細菌か、混合かで抗菌薬の必要性の有無を考えることは意味がありません。[6]

無治療の小児急性中耳炎の自然経過をランダムに比較した試験（RCTメタ分析）の統計結果[12]（**図8-4**）があり、米国などの治療ガイドラインはこれを参考にして作成されています。

2歳未満＋両側性の中耳炎の場合では、3

日で40％が自然治癒、6日で60％が自然治癒。↓4人に1人が抗菌薬のメリットあり。

2歳以上＋片側性の中耳炎の場合では、翌日に40％以上が自然治癒。3日で60％が自然治癒。6日で80％が自然治癒。↓20人に1人が抗菌薬のメリットあり。

耳漏のある中耳炎の場合では、4日で40％以上が自然治癒。6日で70％以上が自然治癒。↓3人に1人が抗菌薬のメリットあり。

耳漏なしの中耳炎の場合では、3日で60％が自然治癒。6日で80％以上が自然治癒。↓8人に1人が抗菌薬のメリットあり。

これをみると中耳炎＝抗菌薬というイメージが払拭《ふっしょく》され、いかに自然治癒していくことが多いかがわかると思います。

臨床最前線の現場の医師としての筆者の現場の実感としては、そもそも2歳未満であろうと耳漏があろうと3〜4日で40％が自然治癒するのだから、患者の全身状態が悪くない限りは、数日は解熱鎮痛薬であるアセトアミノフェンだけで様子をみてもよいと思います。それで症状が不変であれば、その時に抗菌薬処方を考える。もちろん、全身所見と局所所見（鼓膜）がともに重症の場合には、迷わず抗菌薬を処方することが重要です。

急性中耳炎は、からだの表面近くにある鼓膜の内側の腔（中耳腔）内の感染症です。そのため、抗菌薬処方フェーズを見極めるポイントは、「細菌やウイルスが関与しているかどうか」ではなく、「中耳腔の菌量を生体の免疫能力で処理可能なところまで減らすために、抗菌薬処方が必要なフェーズかどうか」が重要になるのです。膿《うみ》・菌量が多くなり鼓膜が外側に腫《は》れ上がった（膨隆《ぼうりゅう》）としても、何らかの刺激で鼓膜が破れて穴が開き、耳漏が排出して中耳腔から排膿《はいのう》（ドレナージ）できれば、それだけで治癒する可能性は高くなります。そして、その耳漏を耳内洗浄することで排膿（ドレナージ）効果を高め、菌量を減らすことも効果的です。[6]

†抗菌薬入り点耳薬は効くのか？

「急性中耳炎です。抗菌薬入りの点耳薬を出しておきますね！」と医師から言われ、もしくは説明もなく処方されたことはありませんか？

抗菌薬入り点耳薬として、ベストロン®耳鼻科用1％、ホスミシン®S耳科用3％、タリビッド®耳科用液0・3％、ロメフロン®耳科用液0・3％などが国内認可されています。

これらの点耳薬が中耳腔内に入れば、確かに理論的には高濃度の抗菌薬が中耳腔に届く

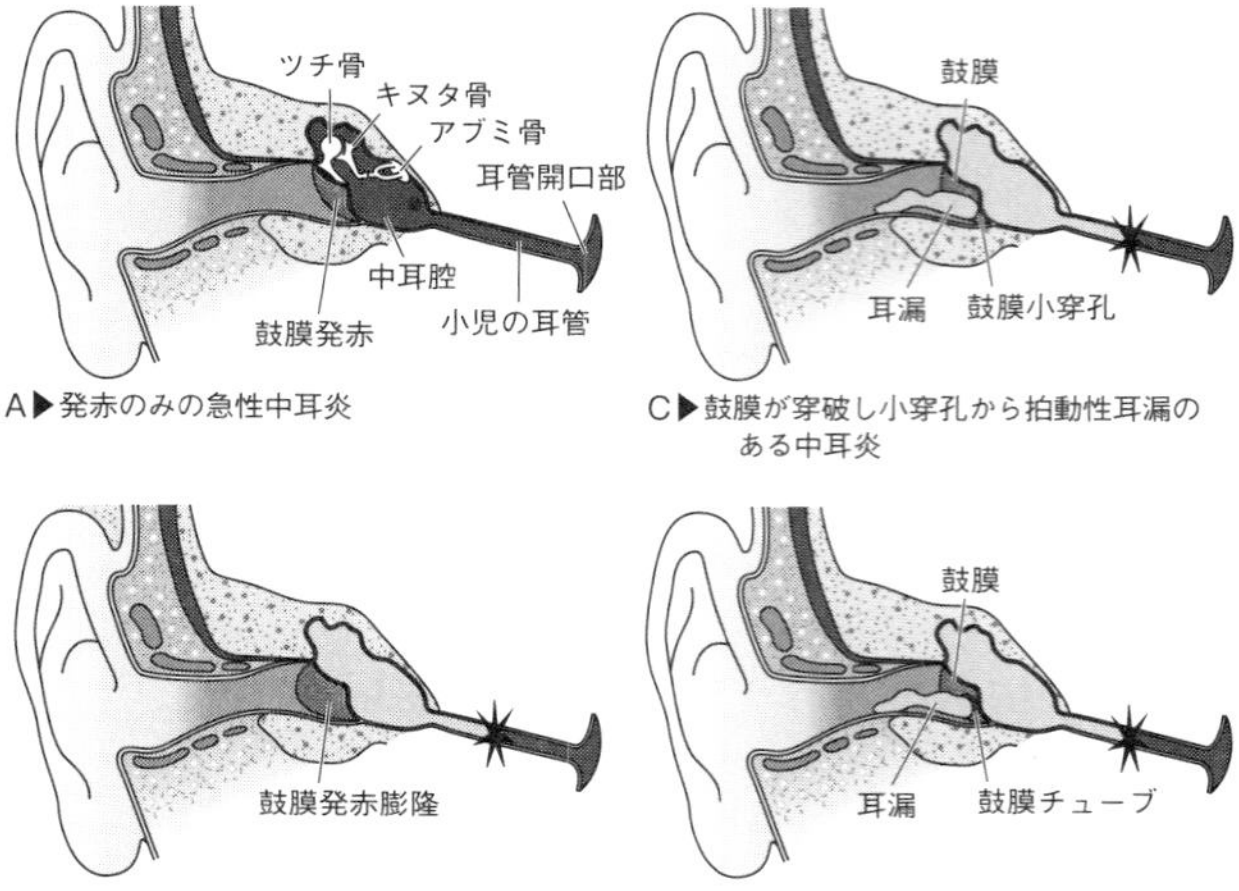

A▶発赤のみの急性中耳炎

C▶鼓膜が穿破し小穿孔から拍動性耳漏のある中耳炎

B▶発赤・膨隆のみで耳漏のない急性中耳炎

D▶鼓膜チューブからの拍動性耳漏のある中耳炎

図8-5：中耳炎の様態

ことが期待できるはずです。しかし、鼓膜穿孔《せんこう》のないような鼓膜の発赤と膨隆のみの中耳炎（図8-5A、図8-5B）では、薬は中耳腔に入ることができないため無効となり、投与しても意味がありません。

また、鼓膜が穿破《せんぱ》し、その穴から耳漏が出ている状態の中耳炎（図8-5C、図8-5D）では、中耳腔が膿で充満し、その穿破した鼓膜の穴から、ドクドクと耳漏が出ている（拍動性耳漏）状態であるため、鼓膜チューブが入っていようと、メスやレーザーで鼓膜に穴を開けた後であろうと、拍動性耳漏がある時点で、中耳腔内には点耳薬の抗菌薬は入りようがありません。耳漏を一時的に吸引したとしても一過性の状態に過ぎず、薬が入るはずはないのです……。

もし、しばらく耳漏が出ていないとしても、薬液はサイズ1〜2㎜程度の穴から表面張力のために中耳腔には入りようがありません。耳の入り口にある耳珠軟骨《じしゅなんこつ》を指で押してポンピングすることで注入しようとしても表面張力にはかなうはずもなく、一瞬わずかに入ったとしても拍動性耳漏によりすぐ追い出されてしまうことになります。

もともと慢性中耳炎があるような大穿孔のあるケースであれば、薬が中耳腔に入ることは可能と思われますが、通常の中耳炎では大穿孔となることはありません。

このように抗菌薬入りの点耳薬の効果は期待できないため、処方する意義は何もなく、抗菌薬処方フェーズ、つまり、重症症例の場合には、適切な経口抗菌薬を十分量内服することが必要になります。軽症〜中等症では、点耳薬であろうと、経口薬であろうと抗菌薬は不要であることに変わりはありません。

†ベストな抗菌薬とは?

では、適切な抗菌薬とは何か、十分量とはどのぐらいなのかを見ていきましょう。

多くの抗菌薬が日本の市場に出ていますが、第一の選択肢として、アモキシシリンというペニシリン系抗菌薬がベストです。乳幼児の場合には、1日3回内服ならば体重1kgあたり60mg（昭和の頃の日本の処方量の2倍）、1日2回内服であれば体重1kgあたり90mg（昭和の頃の日本の処方量の3倍）の処方となります。厚生労働省発行の「抗微生物薬適正使用の手引き　第2版」（筆者も執筆協力）にも記載されています。成人では、1回500mg（2錠）を1日3回で1500mg（昭和の頃の日本の処方量の2倍）が必要となります。

現在、副作用や耐性菌などの問題で処方すべきでないとされている抗菌薬に第3世代経口セフェム系抗菌薬があります。セフジトレン・ピボキシル（先発品名：メイアクト®）、セフカペン・ピボキシル（先発品明：フロモックス®）、セフテラム・ピボキシル（先発品名：トミロン®）やセフジニル（先発品名：セフゾン®）、セフポドキシム・プロキセチル（先発品名：バナン®）として、日本の市場に出ています。これらは、どれも腸管吸収能（バイオアベイラビリティ）が16〜46％と非常に低く、ほとんどが尿や便として排出されてしまい血中に残らないというデメリットがあります。先ほど推奨したアモキシシリンは、腸管吸収能は90％あり、ほぼ点滴するのと同等の効果が期待できます。

第3世代経口セフェム系抗菌薬に挙げた最初の3つは、化学的にはピボキシル基がついています。これは創薬の際に腸管吸収能（バイオアベイラビリティ）を少しでも増やそうとしたものですが、ここにデメリットがあることがわかりました。体内で、脂肪を各細胞のミトコンドリア内に運搬し、糖新生を行うのに必要な「カルニチン」という物質の血中濃度を下げてしまうのです。乳幼児や高齢者はもともと血中カルニチンが少なく、そういうヒトにこのピボキシル基のある抗菌薬を投与すると重篤な低カルニチン血症を起こすリスクになります。低血糖症、痙攣《けいれん》、脳症などの症状が出て、中には後遺症に至る場合もあることが明らかになりました。（医薬品医療機器総合機構PMDAより、2012年4月に注意喚起が出され、現在ではそれらの薬剤添付文書にも明記されています）

不十分な腸管吸収能（バイオアベイラビリティ）、耐性菌への誘導負荷、低カルニチン血症の副作用……とデメリットが多いことから、現在では第3世代経口セフェム系抗菌薬の使用は推奨されていません。推奨されるのは、アモキシシリンを従来の2〜3倍の十分量を投与することです。副作用も下痢の頻度が少し上がる程度でそれ以外はなく、超高度耐性菌が出ない限り臨床効果が期待できることが明らかになりました。こうした抗菌薬の適正使用をアップデートしている医師や医療機関では、第3世代経口セフェム系抗菌薬は感染症治療全般において処方されていません。

ちなみに、プレベナー13®という肺炎球菌ワクチンが2013年11月に日本で定期接種になってから、高度耐性肺炎球菌はほとんどなくなっています。このため、高度耐性肺炎球菌に対し急遽認可された経口カルバペネム系抗菌薬テビペネム・ピボキシル（先発品名：オラペネム®）が必要となることは皆無となりました。この抗菌薬もピボキシル基があるため低カルニチン血症のリスクがあり、また、耐性菌負荷のリスクからも安易に処方すべき抗菌薬ではありません。そもそも、カルバペネム系抗菌薬というのは、生死に関わるような感染症に使うことを考慮する系統の抗菌薬であり、外来感染症で使うようなものではないのです。

どんな細菌性感染症でも、どの臓器でどんな細菌をターゲットとし、腸管吸収能（バイオアベイラビリティ）や副作用と臨床効果から、疾患ごとにベストな抗菌薬を適切に選択する必要があります。

第2章や第3章、第4章で触れたように炎症反応（CRP・WBC）が高いから、発熱があるから、症状が変わらないから、ひどそうだから、抗菌薬……というのは、間違った処方です。そもそも抗菌薬は、疾患が分からないと選択できない薬なのですから。

「鼓膜が腫れていますね。鼓膜切開をしましょう」と医師から説明を受けてされたことはありませんか？

急性中耳炎で鼓膜切開をすることが治癒を促進させるかどうかは、実は十分なエビデンスはありません。

しかし、鎮痛薬（痛み止め）も効かないくらい、大人でも泣きたくなるような激しい痛みに対する即効性は非常に高いものです。切開しないままで様子をみることはできますが、鼓膜が自壊し拍動性耳漏となるまでか炎症が落ち着くまでの間は、強い痛みを我慢しなければなりません。

筆者は、激しい痛みを伴うような鼓膜膨隆や発赤が伴う場合には、鼓膜切開をした方が良いと考え実践しています。膿《うみ》の中には血管がないので抗菌薬も到達しにくいため、その膿を排出するための外科的ドレナージをするのは、感染症の診療としては基本の行為です。激しい耳痛・発熱・不機嫌などの強い全身症状があり、かつ、鼓膜の局所所見、全体的な膨隆がある場合（つまり超重症例）にのみこの方法を採っています。しかし、その頻度は、メスという外科的手技を持ち容易に実施可能な筆者の場合でも、数年に1〜2回実施する程度です。

先述の条件のように超重症例でない患者にむやみに切開をするものではありません。内科的治療として抗菌薬処方フェーズを見極め適切な抗菌薬を選択する、外科的治療として鼓膜切開が必要かどうかのフェーズを見極める。たかが中耳炎、されど中耳炎に求められるのは個々の医師の見極めスキルなのです。

あなたのその急性中耳炎の治療に根拠はありますか？

2　急性鼻副鼻腔炎

†急性鼻副鼻腔炎とは

さて、急性上気道炎のその2、急性鼻副鼻腔炎《びふくびくう》についてお話ししていきましょう。一般的に「急性鼻副鼻腔炎」とは、俗称でいう「蓄膿症《ちくのうしょう》」のことをいいます。「急性に発症し、発症から4週間以内の鼻副鼻腔《びふくびくう》の感染症で、鼻閉・鼻漏・後鼻漏《こうびろう》・咳嗽《がいそう》（注：咳《せき》のこと）

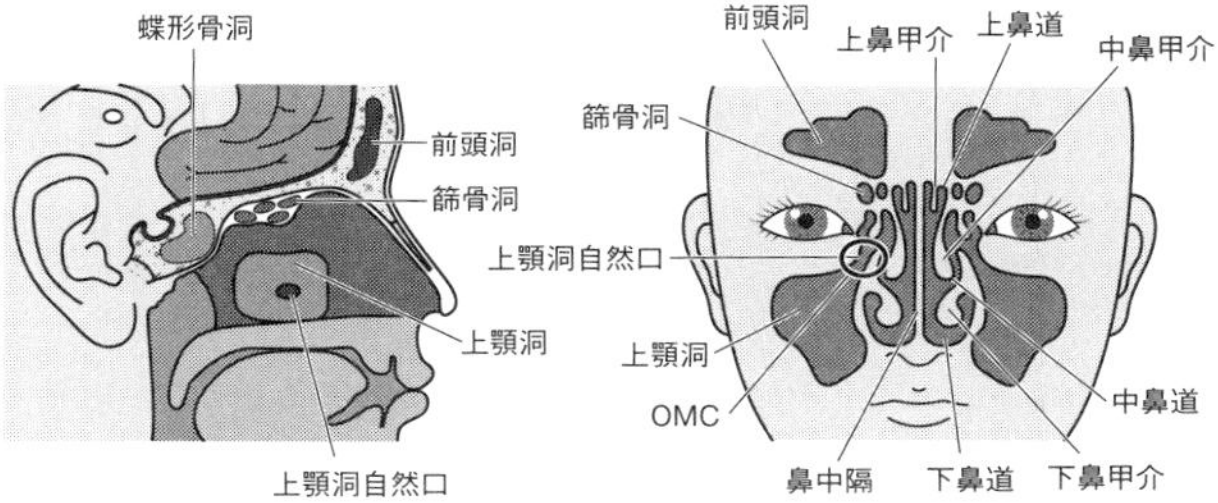

図 8-6：副鼻腔の解剖図（OMC〈OstioMeatal Complex〉：鼻前頭管・篩骨漏斗・上顎洞自然口・半月裂孔を含む分泌物の排泄口の解剖学的に複雑かつ狭小な部位）

といった呼吸器症状を呈し、頭痛・頬部痛《きょうぶつう》（歯痛）・顔面圧迫感などを伴う疾患」と定義されています。副《ふく》鼻腔《びくう》とは、鼻の中（鼻腔《びくう》）の周りの複数ある空洞のことです（図8－1参照）。上顎洞《じょうがくどう》、篩骨洞《しこつどう》、前頭洞《ぜんとうどう》、蝶《ちょう》形骨洞《けいこつどう》のそれぞれが片側に計4つ、両側で8つからなる空洞のことです（図8－6）。

私たちが風邪をひくと、ウイルスはからだの最初の入口である鼻腔《びくう》・鼻咽頭《びいんとう》粘膜に感染します。ウイルスを体外へ排出しようと掻痒感《そうようかん》（かゆいような、むずむずする感じ）が出て、くしゃみ・鼻水を出すことになります。やがて、鼻汁が増え、鼻腔粘膜が炎症で腫れることにより、鼻閉を引き起こし、急性鼻炎となり、深部の副鼻腔粘膜に感染、炎症が及んでいくことになります（図8－6参照）。

これにより、副鼻腔粘膜からも分泌液が生じ、副鼻腔粘膜の線毛を動かし異物（ウイルスや細菌、花粉など）を鼻腔との副鼻腔の連絡口である自然口から排出します（感染防御機能）。やがて、免疫細胞との戦いで、最初は水のようにさらさらした鼻汁が、粘性が高く黄白色のねばねばした鼻汁に変化していきます。

副鼻腔粘膜からの分泌液は、副鼻腔に貯留したり、自然口から排出して鼻汁となり、後鼻孔（鼻の奥）から喉に降りて後鼻漏（痰《たん》）となります。

これが声帯を越えて下気道（気管）に入ると、肺炎にならないための防御反応として、痰のからんだごほんごほんという重たい咳（湿性咳嗽）が出るようになります。

副鼻腔粘膜の腫れが強くなり、自然口であるOstioMeatal Complex（OMC）がすぼまって狭くなる（狭窄《きょうさく》する）と、副鼻腔内の分泌液・膿が排出（ドレナージ）できず、洞内の圧力が上がって痛みが生じることになります。上顎洞の自然口は直径2・5㎜、長さ6・0㎜、篩骨洞などの他の自然口は直径1〜2㎜と非常に小さいため、閉塞《へいそく》が容易に起こりやすいのです。

痛みの部位はどの副鼻腔に閉塞が起きるかによりますが、上顎洞≫篩骨洞＞前頭洞＞蝶形骨洞の順番でよく起こります。ゆえに、どこの自然口が閉鎖し、どこの副鼻腔内の圧力が上がるかで、頰部痛、上顎歯痛、眉間部痛、眼窩部痛《がんかぶつう》、前頭部痛など訴えも変わることになります。

急性鼻副鼻腔炎に抗菌薬は必要か?

ほとんどの急性鼻副鼻腔炎には抗菌薬は不要で、1〜2週間で自然治癒するものです。[13] ウイルス性上気道炎の90%で副鼻腔粘膜の炎症を認め、鼻副鼻腔炎を合併します。そのうち細菌性鼻副鼻腔炎を合併するのは成人では0・5〜2%、小児では6〜13%と報告されています。[14][15][16][17][18] 筆者の臨床現場の実感では、抗菌薬処方フェーズとなるのは、乳幼児では皆無で、成人でも1%ほどにしか過ぎません。すなわち少なく見積もっても90%以上の患者さんは抗菌薬不要ということになります。これは日本の医療機関へのアクセスの良さが背景にあり、風邪をひいたらすぐ医療機関に受診してしまうことで、過剰医療になってしまっているのだと思われます。

細菌性鼻副鼻腔炎であることがそのまま抗菌薬処方が必要なフェーズなのではありません。急性中耳炎と同様に、体表の腔内感染症である急性鼻副鼻腔炎では、副鼻腔内の感染・炎症を生体の免疫反応や線毛運動などの自己治癒力で対応困難となった場合にのみ、抗菌薬処方が必要なフェーズになるのです。

1. 39度以上の発熱、強い片側性頬部痛（or 前額部痛）、頭を下げると頭痛悪化兆候が3（5）日以上継続し、重症感がある〔3（5）days-severe rule〕。
2. 膿性鼻汁（それに伴う後鼻漏や咳）が10（7）日以上継続し〔10（7）days-rule〕、再度症状が悪化する場合〔double sickening（worsening）〕。
3. 上記の2点があった症例で、単純X線写真や超音波の画像検査で副鼻腔の膿汁が示唆される所見がある。なお、重症の症状がそろっていれば画像検査は省略してもよい〔乳幼児（6歳未満）は副鼻腔も未熟でもあり、撮影は必要としない〕。

注：乳幼児では臨床症状の訴えが明確でなく、鼻腔内所見がとりにくいうえ、体調による機嫌の評価も難しく協力が得られにくい。眼窩内・頭蓋内合併症や中耳炎、肺炎など他の感染症の有無を見極めることが重要になる。

表8-7：急性鼻副鼻腔炎「抗菌薬処方フェーズ」診断基準（著者作成）

医師がすることは、その見極めです。海外のガイドライン[19]では、急性鼻副鼻腔炎は2〜3週間で自然治癒するため、抗菌薬は基本的に不要としています。また実際に、症状が重症でない限りは自然治癒することがほとんどで、軽症であれば7〜10日間、中等症であれば3〜5日間は抗菌薬を処方せずに様子をみる（経過観察）としています。筆者は、自然ロドレナージ（排液）を促進することでの治癒を重要視していきます。このため抗菌薬処方フェーズでないと判断した場合には、状態に応じた適切な漢方薬を見極めて処方しています（表8-7）。

†乳幼児（6歳未満）とはな風邪

乳幼児は、よくはな風邪をひきます。特に集団保育の保育園や幼稚園に通われているお子さんは、ほぼ年中、はな風邪をひいていることも珍しくありません。

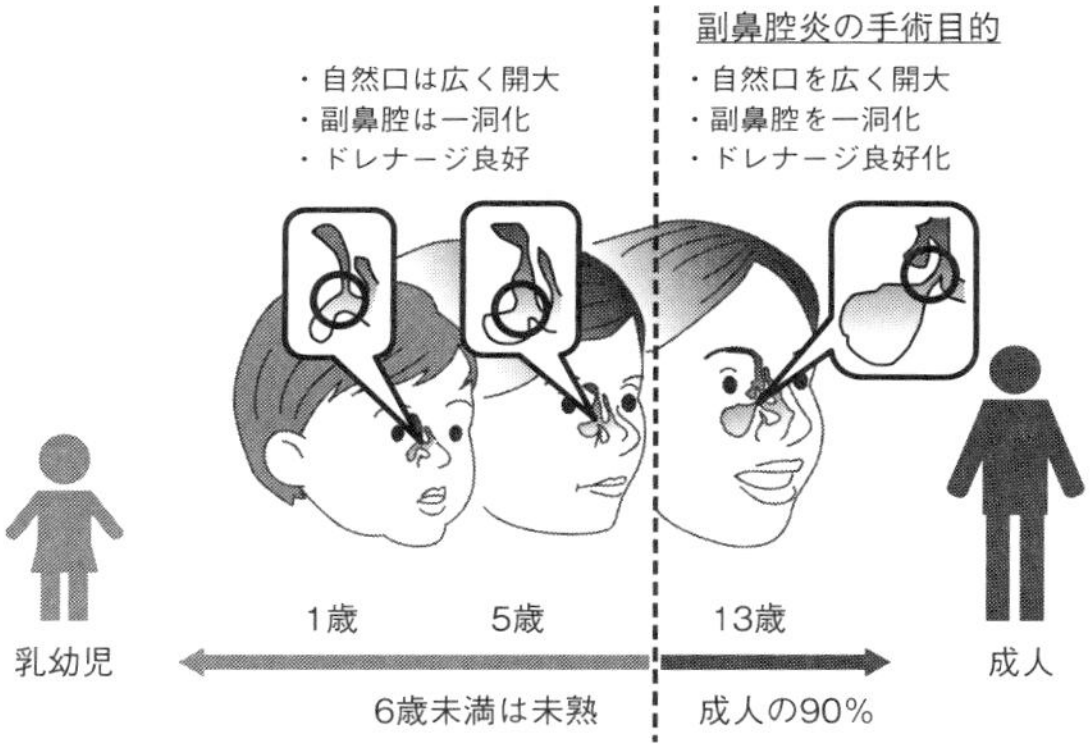

図 8-8：副鼻腔の発達

乳幼児とは6歳未満の子を指しますが、この年齢では上顎洞が未熟で自然口も大きく、鼻腔とほとんど一洞化している（同じ部屋のようにつながっている）ため、副鼻腔と鼻腔内のドレナージ（排膿）が容易な状態となっています（図8-8）。このため成人と比べ、急性鼻副鼻腔炎の抗菌薬処方フェーズはほとんどありません。

実際に、平均5歳、10〜28日間続いている風邪症状、どろどろで黄色っぽい膿性鼻汁や上顎・前額部の痛みや発熱がある患者を対象にしたランダム化比較試験において、アモキシシリンというペニシリン系抗菌薬の内服とプラセボ（偽薬）のデータをみると治療効果に差がありませんでした。それどころか抗菌薬による下痢の副作用のほうが目立ちました。[20]

これらを総合的に判断すると、乳幼児の細菌性鼻副鼻腔炎は、眼窩《がんか》内合併症や頭蓋内合併症前頭骨膜下膿瘍を伴うような重症感染症でない限り、抗菌薬のメリットはないと考えられます。また、これらの重症合併症は抗菌薬予防投与では防ぐことはできないことが明らかになっています[21][22][23]。

ちなみにベストな抗菌薬は、急性中耳炎と同様で、アモキシシリンというペニシリン系抗菌薬の適切量となります。

黄色の鼻水が出ているから、蓄膿症（急性鼻副鼻腔炎）ではありません。また、CTやMRI、X線写真などの画像所見で陰影があるからといって蓄膿症（急性鼻副鼻腔炎）でもありません。この場合も抗菌薬処方は要らないのです。

あなたのその急性鼻副鼻腔炎の治療に根拠はありますか？

3　急性咽頭（扁桃）炎

†急性咽頭（扁桃）炎とは

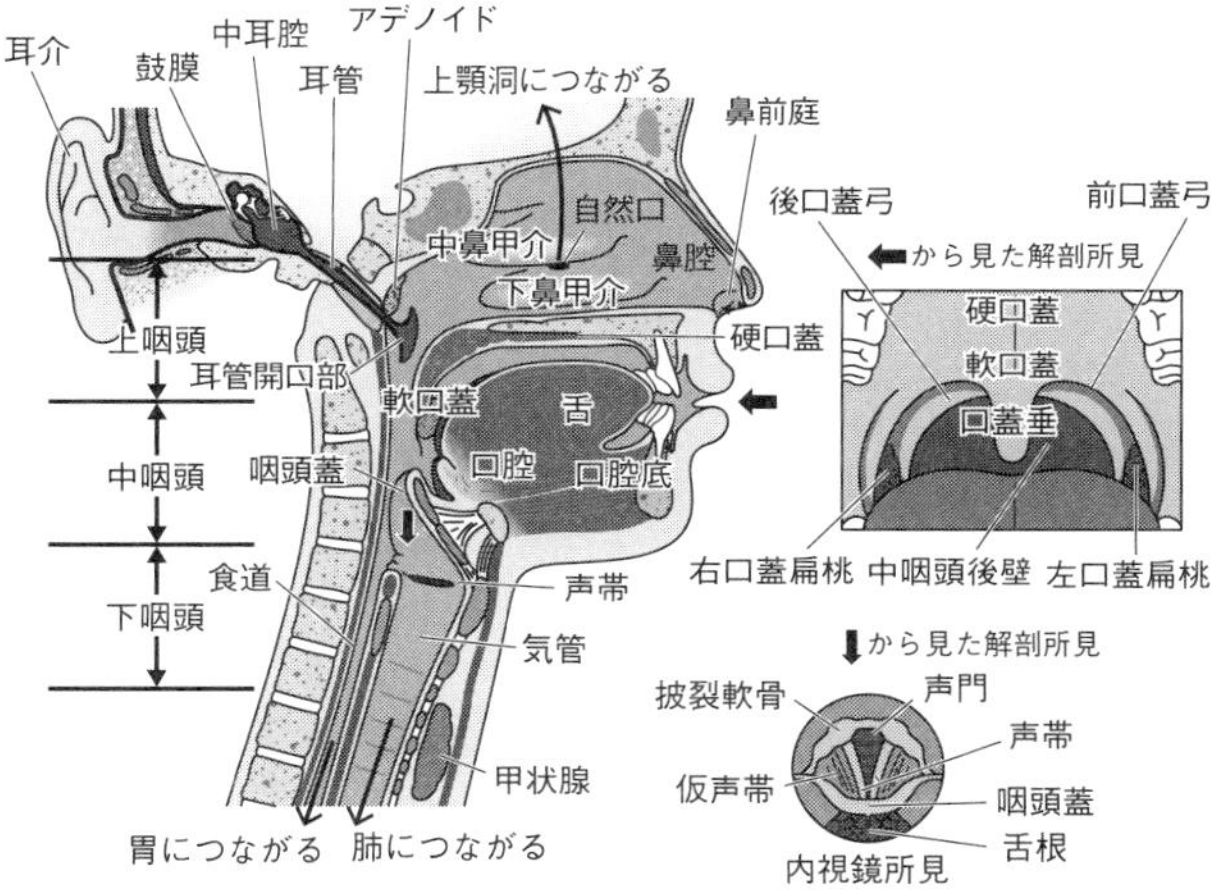

図 8-9：上気道の解剖説明図

急性上気道炎のその3、急性咽頭（扁《へん》桃《とう》）炎です。急性咽頭（扁桃）炎とは、口をあけて奥に見える中咽頭後壁やその両側にある口蓋扁桃（俗称：扁桃腺）（**図8-9**）に炎症が起きている感染症のことを指し、その多くはウイルス性咽頭（扁桃）炎、いわゆる「のど風邪」です。咽頭痛で鑑別すべき病気には24種類があります（**表8-10**）。症状がひど過ぎる・長過ぎる場合には、他の咽頭痛の現れる病気も含め、知識と経験のある医師にそれを見極めてもらう必要があります。

通常、咽頭痛の症状で急性咽頭（扁桃）炎とされるものは、**表8-10**表中の1～6でカバーできることが多いです。見逃すと

1. ウイルス性咽頭炎（風邪症候群、ヘルパンギーナ、手足口病など）	13. 頭頸部癌（咽喉頭癌、舌癌、口腔癌、悪性リンパ腫）
2. 咽頭結膜炎（アデノウイルス感染症）	14. 亜急性甲状腺炎
3. インフルエンザ	15. 胃食道逆流症
4. 伝染性単核球症および類似疾患	16. 成人 Still 病
5. 細菌性咽頭炎（溶連菌・フゾバクテリウム）	17. 川崎病（小児）
6. 性感染症咽頭炎（梅毒、クラミジア、淋菌）	18. 急性大動脈解離、胸部大動脈瘤
7. 急性喉頭蓋炎	19. 急性心筋梗塞、狭心症
8. 扁桃周囲膿瘍、咽後膿瘍、深頸部膿瘍	20. 縦隔気腫
9. Lemierre 症候群	21. アナフィラキシー
10. Ludwig's angina	22. トキシックショック症候群（TSS）
11. アフタ性口内炎	23. Stevens-Johnson 症候群
12. 咽頭異物症	24. 顆粒球減少症

表 8-10：咽頭痛で鑑別すべき 24 疾患（著者作成）

緊急手術や命にかかわることもある感染症（表中7〜10）やその他の見逃してはならない非感染症であることもあるため、その見極めは、医師の経験と腕（スキル）にかかってきます。

†急性咽頭（扁桃）炎の90%は抗菌薬不要

急性咽頭（扁桃）炎の原因微生物は、成人の約90%、小児の約80%前後がウイルス性であり、抗菌薬（抗生物質）は不要な疾患です（**表8-11**）。

抗菌薬（抗生物質）の効果が期待できる細菌感染症で一番多いのはA群ベータ溶連菌《ようれんきん》（いわゆる溶連菌）です。のどの痛みで抗菌薬が必要となるのは**表8-10**の5〜10のみで、全体の25%にしか過ぎません。

「のどが赤いから」「扁桃腺に膿や白苔《はくたい》がついているから」「前頸部《ぜんけいぶ》リンパ節が腫れているから」溶連菌による

ライノウイルス	20%
コロナウイルス	>5%
アデノウイルス	5%
単純ヘルペスウイルス	4%
パラインフルエンザウイルス	2%
コクサッキーウイルス	<1%
EB ウイルス	
サイトメガロウイルス	
その他、RS ウイルス、エコーウイルスなど	

A 群 β 溶連菌（小児）	15〜30%
A 群 β 溶連菌（成人）	5〜10%
C 群溶連菌	5%
ジフテリア	<1%
淋病	<1%
マイコプラズマ	<1%
クラミドフィラ	不明

表 8-11：咽頭炎の原因微生物の頻度

急性咽頭（扁桃）炎ではありません。ここでも医師の見極めが重要です。

†溶連菌性咽頭(扁桃)炎とは

溶連菌性咽頭（扁桃）炎とは、溶連菌という細菌がのどに感染して、咽頭や扁桃に炎症を起こします。症状としてはのどの痛み、小さくて赤い発疹がからだに出たり、小児では腹痛などを起こすこともあります。

溶連菌感染症は、成人よりも3〜14歳の小児で多い感染症です。小児罹患率は、3歳未満10〜14％、5歳未満24％、学童期37％であり、7〜8歳が1番多いとされます。

実は、溶連菌性咽頭（扁桃）炎は特段の治療なしでも時間の経過とともに自然治癒するself-limited diseaseですから、通常3〜5日以内に解熱し、7日以内には症状が改善[24]、「のど風邪」とされるウイルス性咽頭（扁桃）炎の自然治癒経過と差はありません。

それならば、のど風邪と同じで抗菌薬（抗生物質）は要らないのでは？　と思いますよね。次項で詳しくお話ししましょう。

†溶連菌に抗菌薬を処方する理由

医師の診察（視診・触診）で、軟口蓋《なんこうがい》（上あご周囲）粘膜の点状・火焔状《かえんじょう》発赤、咽頭や扁桃の発赤・腫脹《しゅちょう》・白苔付着、口蓋垂《こうがいすい》（のどちんこ）の発赤や腫脹、前頸部リンパ節（両側の顎の下）の腫れなどを総合的に診て、A群溶連菌感染の可能性が高いと判断した場合に綿棒で扁桃を擦り取る迅速検査を行います。それで陽性となった場合にはじめて、溶連菌性咽頭（扁桃）炎と診断でき、迅速にペニシリン系抗菌薬を処方すると周囲への感染力も24時間で軽減し、重症化や合併症を予防できるとされます。

溶連菌性咽頭（扁桃）炎に抗菌薬を処方する理由には、次の5つがあります。

①つらい臨床症状を早期に消失させる。

②扁桃周囲膿瘍《のうよう》（扁桃の周りの深部内に膿が溜まる）、咽後膿瘍（のど粘膜の深部内に膿が溜まる）、深頸部膿瘍（くびの深部内に膿が溜まる）などの重篤な合併症をおさえる。膿瘍とは、狭い組織の間に膿の溜まった状態で細菌感染によって引き起こされます。
③感染部位からの除菌を図ることで溶連菌感染症の周囲への感染拡大を防ぐ。
④つらい症状のある期間を短く、感染リスクの高い時期を短くすることにより、学校や仕事など社会生活に早期復帰できるようにする。
⑤長期間投与し、A群溶連菌感染後の免疫反応の炎症性合併症であるリウマチ熱をおさえる。

溶連菌性咽頭（扁桃）炎は抗菌薬を投与すると、無治療だと3〜5日間の発熱などのつらい症状が続くところを、1〜3日間と短くすることができます。[25] 抗菌薬を投与し3日以内に改善傾向がなければ膿瘍を形成していないかの精査と診断の見直しが必要になるので、改善の様子をみて再診をするよう患者さんに事前に説明をします。

適切な抗菌薬を適切なタイミングで投与を行うと24時間ほどで80％が除菌され、[26] 周囲への感染力をかなり下げることができます。

溶連菌感染を起こしてから2～3週間後、場合によっては数カ月後に合併症としてリウマチ熱を発症することがあります。多彩な症状がみられますが、同時に複数に起こる移動性関節炎が最も多く、5～15歳の小児に多いとされます。近年、先進国ではリウマチ熱の発症がかなり少なくなっており、⑤の「長期間投与し、リウマチ熱をおさえる」という目的投与は意識しなくてもいいのではないかとも言われています。理由として、衛生環境などの改善により、溶連菌がリウマチ熱を発症するタイプではなくなった可能性が指摘されています。[27]

†溶連菌性咽頭（扁桃）炎をどうやって見極めるか

では、どのような場合に溶連菌性咽頭（扁桃）炎という診断になるのでしょうか。

突然の強い咽頭痛があり、医師の診察で、軟口蓋（上あご周囲。図8－9参照）粘膜の点状・火焔状発赤、咽頭や扁桃の発赤・腫脹・白苔付着、口蓋垂（のどちんこ）の発赤や腫脹、前頸部リンパ節（両側の顎の下）の腫れ上がり、痛みがあるかどうかというのどの所見と、その他、発熱があっても鼻炎や咳症状がないといった溶連菌性咽頭（扁桃）炎らしさがあるかを見極めます。これらが認められた場合に溶連菌迅速検査キットを用いて、綿棒で扁桃や咽頭後壁を擦り取って、診断します。この検査の感度は86〜90％、特異度95％とともに高いため、この検査をもって確定診断を行うことになります。[28,29,30]

乳幼児の場合には、咽頭痛だけでなく、鼻炎や咳などを伴うこともあります。また、吐き気・嘔吐・腹痛などの消化器症状や、溶連菌の毒素により猩紅熱様皮疹《しょうこうねつようひしん》という赤くて細かい点状の発疹が全身に「日焼け」した皮膚のように現れることもあり、「溶連菌らしさ」が成人と異なる場合もあります。

つまり、それらの「溶連菌らしさ」を見極めたうえで、迅速検査を実施するかどうかを判断するのが医師の仕事です。ある病気を想定してどのくらいその疾患の可能性があるかを「検査前確率」と言いますが、見極めのできる医師は、この検査前確率の高さを事前の診察で判断します。発熱があるからとやみくもに溶連菌迅速検査を行うのは、知識のアップデートがされていないスキルのない医師のよくやることです。同様にのどが赤いから、白い膿がついているからということだけを根拠に抗菌薬、というのも残念な医師の判断となります。やはり、検査よりも一番重要なのは診察です。採血や検査は、補助的なものでしかないのです。

†ベストな抗菌薬とは？

日本での臨床的推奨は、成人では、アモキシシリン1500mg分3、つまり1回2錠1日3回、7日間。小児では、アモキシシリン30〜50mg／kg／日、分3、10日間もしくはアモキシシリン60mg／kg／日、分3、7日間でよいと考えられます。同じペニシリン系抗菌薬であるバイシリンG®でも良いのですが、国内採用のものは胃酸の影響も受けやすいうえ腸管吸収能も高くないため、少々使いにくいのです。

また、昔の論文に溶連菌性咽頭（扁桃）炎で第3世代経口セフェム系抗菌薬であれば5日間投与で済む可能性があるともてはやされていた時代もありましたが、今はデメリット（急性中耳炎の項参照）も多く、推奨されません。クラリスロマイシンやアジスロマイシンといったマクロライド系抗菌薬は、溶連菌や肺炎球菌にも耐性であることが多い時代となり、もはや選択肢にはなり得ません。A群ベータ溶連菌は、ペニシリン系抗菌薬で耐性菌は0%と全くないため、キノロン系抗菌薬も含め、他の系統の抗菌薬を選択する理由が見当たらないというのがリアルになります。余計な他の細菌をカバーしていないペニシリン系抗菌薬が効果的で切れ味がいいのです。

†3歳未満の溶連菌性咽頭(扁桃)炎に抗菌薬は不要

ただし3歳未満では「細菌感染↕1臓器、ウイルス感染↕複数症状」という基本原則から外れるため注意が必要です。咽頭炎症状だけでなく、鼻炎や咳を伴ったり、発熱を伴う腹痛、全身の細かい点状発疹で受診することも多く、典型的な症状は呈さないケースもあり、臨床診断は難しいのです[31]。

とはいっても、3歳未満ではリウマチ熱発症が非常に少なく、扁桃周囲膿瘍《のうよう》などもきたしにくいため、治療の必要性は低いというのが実情です[32][33]。そもそも溶連菌の罹患率も10〜14%程度です。

つまり、3歳未満の乳幼児では、機嫌が悪い状態が続いたり、明らかな周囲の流行や曝《ばく》露《ろ》歴がない限りは、溶連菌性咽頭(扁桃)炎を抗菌薬で治療をする意義は乏しいというのが結論です。

保育園や地域での流行期には、3歳未満の約20%が溶連菌を保菌しているため、無症状の子や、発熱しているだけで「溶連菌らしさ」がまったくない子もいます。このような子に対しても、やみくもに迅速検査を実施する必要はありません。結果として、保菌しているだけで治療の必要のない偽陽性患者をつくり、不要な抗菌薬を投与することになるためデメリットが勝ることになります。[34]

†治癒後のルーティン尿検査は意味がない

溶連菌性咽頭（扁桃）炎と診断され抗菌薬処方をされた際に、「治癒後1〜2週間後におしっこの検査をするので再診してください」と医師から説明を受けたことはありませんか？

これは、溶連菌感染症に罹患してから10日前後に溶連菌感染後糸球体腎炎《しきゅうたいじんえん》を発症することが多かったことが背景にあります。発症率としては、2〜10%ぐらいとされています。

溶連菌感染後糸球体腎炎は、2〜12歳の小児でみられやすく、急に顔面や上肢の浮腫《ふしゅ》（むくみ）や乏尿《ぼうにょう》といっておしっこが出にくくなるようになることがあり、半数以上に高血圧、全例に血尿が認められます。しかし、特別な治療法はなく、経過観察のみで自然消失していきます。

ゆえに無症状であればなおのこと、尿検査実施目的の再診は意味のないことになります。患児やその家族には「もし、症状が出れば、尿検査が必要になることもあります」という説明だけでよいのです。これも昭和の頃からの慣習的再診検査通院になります。

ちなみに、溶連菌感染後糸球体腎炎には抗菌薬をきちんと内服しても予防効果はない[35]ので、発症した時に対応するしかありません。現在は、発症頻度もかなり低いとされています。

4 急性気管支炎

†急性気管支炎とは

さて、急性上気道炎のその4、気管支炎です。

咳《せき》がひどかった場合に医療機関にかかり、「急性気管支炎ですね」と説明を受けたことがあると思います。急性気管支炎の多くは、風邪で生じた上気道の急性炎症が、連続する気管から気管支へと波及することで発症します（図8-1参照）。

ウイルスが気管支内側の上皮細胞を傷つけ、その修復には時間がかかるため、咳の症状が治まるまでに2～3週間かかることが多く、ときにそれ以上かかることもあります。3

週間未満で改善する咳（急性咳嗽《がいそう》）のほとんどは、急性気管支炎を含む急性上気道炎、つまり、風邪です。

解剖学的に気管が弱い乳児（3歳未満）の場合には、気管の炎症の場所により急性細気管支炎や急性喉頭気管支炎という病気も含まれます。

†乳児の急性細気管支炎とは

急性細気管支炎とは、生後1歳未満の乳児に多いウイルス性感染症で、特に生後6カ月未満の乳児に多くみられます。RSウイルスが原因となることが多く、母親が喫煙している、特に妊娠中に喫煙していると、生まれた子どもが細気管支炎を発症する確率が高くなり、発症した場合に重症化する傾向があります。

RSウイルス感染症は、初めて感染した際に肺炎にまでいたるなど重症化しやすく、1歳未満の場合には要注意です。初感染以外は軽症で終わることがほとんどで、1歳までに60％が、2歳までに100％が罹患し、何度も感染して大人になってもかかる風邪のウイルスの1つです。

妊娠35週未満の早産児、先天性心疾患や呼吸器疾患を持つお子さんは特に重症化しやすいため、パリビズマブ（シナジス®）というワクチンを流行期に1カ月に1回接種することで重症化予防を行います。これは保険診療で接種することが可能です。

乳児の急性喉頭気管支炎（クループ）とは

クループとは、生後6カ月〜3歳くらいにみられることの多い急性喉頭気管支炎とも言われる病気です。乳幼児の気道閉塞性疾患の中で最も多い疾患とされています。この年齢は、解剖学的に声門下（図8-9参照）が漏斗状《ろうとじょう》に細いため、この部位に感染による炎症が起きることで急性喉頭気管支炎（クループ）が発症しやすくなります。

感染の原因はパラインフルエンザウイルスがほとんどであり、その他、RSウイルス、ヒトメタニューモウイルス、ライノウイルス、エンテロウイルス、アデノウイルス、インフルエンザウイルス、コロナウイルス（通常）など多くのウイルスが原因になります。特にA型インフルエンザウイルスによるクループは重症になりやすいと言われています。COVID-19（オミクロン株）でもクループ発症が報告されています。

一般的に1〜2日続く鼻炎・咳などの風邪症状から始まり、急に「犬吠様」（読みは「けんばいよう」（ぼうようとも読む）」）、「アザラシ・オットセイ様」などと表現される、吠えるようなかすれた咳（barky, seal like cough）が現れます。他の主症状として嗄声《させい》（声がれ）・吸気性喘鳴《ぜいめい》（息を吸い込むときに発生するあえぐような音）・吸気性呼吸困難があり、いずれも喉頭の狭窄《きょうさく》（狭くなる）によって起こります。特に夜間に起こることが多い特徴があります。

発症後の経過として、60％は48時間以内に改善し、5日間以上持続する場合は2％しかありません。[26]

クループは、軽症から呼吸不全をきたす症例まで様々ですが、喉頭狭窄があるため、治療としてはステロイド薬を用います。中等症以上ではアドレナリン（ボスミン®）の吸入も行います。ウイルス性感染症ですから、抗菌薬や喘息《ぜんそく》の薬は使いません。

†急性気管支炎に抗菌薬は不要

「急性気管支炎なので、抗菌薬を処方しておきますね」と処方されたり、処方薬の中に説明もなく抗菌薬や喘息の薬や風邪薬などの多くの処方をされたことはありませんか？

咳が激しく、長引くことのある急性気管支炎は、基本的には原因微生物がウイルス性であり、たとえ抗菌薬処方をしてもプラセボとの効果の差はありません。中等症以上であっても効果がないことに変わりはありません。それどころか抗菌薬の副作用として下痢になったり、耐性菌の問題も出てくるなど、デメリットが勝るということが2002年[36]、2013年[37]、2021年[38]の論文で同じ結論として報告されています。

†感染後（遷延性）咳嗽

風邪をひいたあとに、咳だけが3〜8週間続く病気があります。感染後（遷延性《せんえんせい》）咳嗽《がいそう》という病名で、長引く咳の原因の中ではもっとも多いとされています。

風邪をひいたことで上気道の粘膜がダメージを受けたために起こると考えられており、それが修復されてくれれば自然に治癒していきます。去痰剤や咳止め、気管支を拡げる薬などは、風邪などの急性咳嗽（3週間以内の咳）の場合と同様に残念ながら効果が期待できません。抗菌薬も効果はなく、デメリットが勝ります。

しかし、咳が長引くことは非常につらい症状です。筆者は、少しでも軽減するためにその症状（証）に合わせた漢方薬を選択処方しています。

†咳喘息とは

咳の話題の続きとして、咳喘息《せきぜんそく》についてお話ししましょう。

咳喘息とは、風邪のあとや冷気、運動、喫煙などで引き起こされて、咳だけが8週間以上長く続いている場合に疑う慢性の咳の原因の1つです。医学的には、8週間つまり2カ月続く場合に、ようやく「慢性」という定義になります。

喘息には他に気管支喘息があります。咳喘息と気管支喘息との違いは、咳喘息の場合は喘息を疑う呼吸音（ゼーゼー、ヒューヒューという音。喘鳴《ぜいめい》という）がない、聴診でその異常呼吸音が聴取されないということです。そのため呼吸困難はなく、咳が長引くだけなのですが、気管支喘息と同じように気道の過敏な状態が続いているため、気管支拡張薬の吸入薬が効果を示すことで診断できる病気です。

治療には、気管支喘息と同じく気道の炎症をおさえるために吸入ステロイド薬を併用することも多く、禁煙が必要になります。適切な治療を受けなかったり、治療期間などが不十分だったりすると、気管支喘息に移行することもあるので注意が必要です。

咳喘息は、急性期（3週間以内）の風邪の咳の時には基本的に想定することのない病気です。しかし残念なことに、咳が症状として続いているとなんでもかんでも「咳喘息」や「喘息のけ（兆候）」と診断してしまう医師がいるというリアルもあります。医師として見極めの仕事ができているとは言えません。

とはいえ実は、通常の気管支喘息の診断は、専門医や日々の情報をアップデートしている医師でも難しいことが多く、1回の受診で診断できないため経過を診《み》ながら総合的に診断することも重要になります。

咳喘息は、気管支喘息の前段階ともいえる病気です。段階が進んでしまわないように、6〜12カ月は咳が落ち着いても気管支拡張薬・ステロイドの吸入薬の継続が必要になります。正しく診断し、しっかりと治療することが必要です。漫然と続ける治療にはしないよう、その見極めも重要となります。

あなたのその急性期の咳は、本当に咳喘息ですか？

5 肺炎

†急性肺炎とは

ここからは、さらに下の部位で発生する急性下気道炎についてお話ししていきましょう。

下気道には肺が含まれます。肺に起こる病気が肺炎です。

一般の生活環境で感染する市中の急性肺炎は、原因となる微生物により大きく3つのタイプに分けられます。

①細菌性肺炎（主に肺炎球菌）
②ウイルス性肺炎（インフルエンザウイルス、SARS－CoV－2：新型コロナウイルス、アデノウイルス、RSウイルス、麻疹、水痘など）
③以上2つの中間的な性質をもつ非定型肺炎（主にマイコプラズマ）

の3つです。
稀《まれ》に薬剤やアレルギー、真菌（カビ）が原因となることもありますが、一般的ないわゆる急性肺炎はこの3つで、通常は細菌性肺炎のことを風邪がこじれて起こる急性肺炎として言うことが多いです。ちなみに病院に入院中の方に発生する院内肺炎の場合には、抵抗力が落ちているヒトがかかるような別の細菌などが原因となることが多いので、選択する治療薬（抗菌薬）は分けて考えます。

肺は、体内の二酸化炭素と体内に取り込んだ酸素とを交換する重要な器官です。その肺の組織が細菌やウイルスに感染して炎症を起こすと、酸素がからだに十分に行き渡らなくなるため、呼吸苦をはじめとした様々な症状を呈することになるのです。

これまで説明してきたように鼻やのどなどの上気道には無数の細菌がおり、ときにはウイルスもいます。これらの微生物に対しては、以下に挙げるような肺の防御機構によって守られています。

1：咳症状により、粘液とともに気管内に入ってきた原因微生物を外部（上部）に排除する。

2：鼻からのど、気管にかけての上気道の内側に並ぶ細胞は、粘液を出し、気道に入った異物をその粘液で捕らえ、その下にある線毛が1分間に約0・5〜1㎝の速さで外へ向かって異物を移動させることで、痰《たん》などとともに外部（上部）に押し出す。

3：免疫細胞（白血球、好中球など）により原因微生物を攻撃する。

では、どういう場合に肺炎は起こるのでしょうか？　これらの防御機構が対処しきれなくなった時や正常に機能しない時に、肺で微生物が大量に増えてしまうことにより起こります。

我々の生命活動に欠かせない大事な酸素を全身に送れなくなる肺炎になるということは、生命を脅かす非常に危険な状態であり、医師の見極めが特に重要です。詳しく見ていきましょう。

急性肺炎で、よくみられる症状は以下のものです。

1：痰（粘り気が強い・非常に汚い）のからんだ咳
2：咳をしていない時の呼吸苦
3：息切れ
4：胸痛
5：発熱
6：悪寒、筋肉痛

これらに加えて、「鼻汁や咽頭痛などの上気道炎の症状があまりない」という特徴があります。ただし、これらの症状は肺炎の広がりや原因微生物の種類によって異なります。

†乳幼児と高齢者の急性肺炎の注意点

乳幼児（5歳未満）や高齢者（71歳以上）では、特に初期には、咳や発熱などの典型的な症状がなく、

1：呼吸数が増える（息が速くなる）
2：意識障害（意識が清明ではない、刺激に対して明確な反応ができない状態）

年齢	1位（%）	2位（%）	3位（%）	4位（%）	5位（%）
小児全体	RS ウイルス（28）	ライノウイルス（27）	HMpV（13）	アデノウイルス（11）	マイコプラズマ（8）
2歳未満	RS ウイルス（42）	ライノウイルス（29）	アデノウイルス（18）	HMpV（14）	PIV（7）
2～4歳	RS ウイルス（29）	ライノウイルス（25）	HMpV（17）	アデノウイルス（9）	PIV（8）
5～9歳	ライノウイルス（30）	マイコプラズマ（16）	HMpV（10）	Flu（9）	RS ウイルス（8）
10～17歳	マイコプラズマ（23）	ライノウイルス（19）	Flu（11）	RS ウイルス（7）	他（4）

HMpV＝ヒトメタニューモウイルス、Flu＝インフルエンザウイルス、PIV＝パラインフルエンザウイルス

表8-12：小児の各年齢層の原因微生物ランキング

3：食欲不振だけで咳や発熱などの他の症状が全くなかったりする

などが、肺炎での唯一の症状だったりすることが多い傾向にあります。

乳幼児では、自分でうまく症状を訴えることができないため、肺の下側部分（下葉）の肺炎症状として腹痛として訴えたり、異常にぐったりしている、努力しないと呼吸がしにくそうにしている、異常に顔色が悪いなどといった全身状態を見極めることが重要になります。

小児の急性肺炎の約80％はウイルス性肺炎であり、細菌性肺炎ではありません。各年齢層の肺炎の原因微生物ランキング（**表8-12**）を見ると、5歳未満ではRSウイルスとライノウイルスで54～71％を占め、5歳以上ではマイコプラズマが約20％と上がり、あとは

ライノウイルスが上位となり、細菌性肺炎は上位5位にすら入ってきません。

RSウイルスやヒトメタニューモウイルスなど迅速検査キットで陽性となれば、抗菌薬は通常不要となりますが、5歳以下の乳幼児の肺炎の場合には23％でウイルスと細菌の混合感染もあることも多く[39]、プレベナー13®などの予防接種歴も確認のうえ、重症例であれば抗菌薬投与も考慮します。

ここが、体表表面の感染症である上気道感染症との大きな違いになります。下気道感染症である急性肺炎の場合には、細菌性であるということは、抗菌薬処方フェーズとなります。

では、高齢者の急性肺炎の症状の注意点は何でしょうか。高齢者は、心不全などの薬として、β（ベータ）遮断薬（カルベジロールやビソプロロールなど）を飲んでいるケースも多く、その場合肺炎を疑う指標となる脈拍数（心拍数）が上がりにくい点、また、免疫応答の老化[40]により、肺炎を含めた感染症でも発熱しないことが多い点が挙げられます。

意識障害・食欲不振などいつもと何か違うような症状がある場合には、肺炎だけでなく、髄膜炎（脳の周りを覆っている髄膜に感染による炎症が起こる）・腎盂腎炎《じんうじんえん》（腎臓に感染による炎症が起こる）・蜂窩織炎《ほうかしきえん》（皮膚とその下の組織に感染による炎症が起こる）などの他の感染症や感染症以外の病気を疑って、見極めていく必要性があります。
実際、高齢者の肺炎では、
1：呼吸数が増える（息が速くなる）
2：意識障害（意識が清明ではない、刺激に対して明確な反応ができない状態）
だけが感染症の兆候となることが多く[41]、意識障害の症状で受診した高齢者の70％で感染症が原因であった[42]という報告があります。
逆に高齢者に発熱があれば、基本、普通の風邪ではないと想定して見極めにかかることが重要になります。高齢者は平熱が低いことも多く、普段の平熱がどのくらいかを把握しておき、1・1〜1・3℃の上昇があれば発熱があると判断する[43][44]必要があります。
免疫力が低下してきている高齢者においては、乳幼児と同様にRSウイルスやヒトメタニューモウイルスは肺炎の原因になりうるので、その見極めに注意が必要になります。それらに罹患したお孫さんを安易に預かることで祖父母がかかり、肺炎となってしまうこともあるのです。インフルエンザウイルスと同様に注意しましょう。お孫さんは元気になったけれど祖父母が重症化してしまうというケースを臨床の現場で時々見かけます。

†胸の聴診の異常音と肺炎

医師は、肺炎や喘息などを疑った場合に、聴診器で胸の音を聴きます（聴診）。肺炎を起こしていると独特の異常音（副雑音、ラ音と言います）が聴こえることが多いからです。この独特の異常音の原因は、気道が狭窄《きょうさく》または閉塞《へいそく》したり、正常なら空気で満たされている肺の部位が炎症細胞や液体などで満たされるためです。

しかし、細菌性肺炎では約50％、マイコプラズマなどの非定型性肺炎で約60％では異常音が聴こえないともされます。そのため、肺の聴診で異常がないから肺炎ではない、とは言えません。[43,44] 異常音（複雑音、ラ音）だけでなく、呼吸音の減弱や左右差がポイントとなりますが、やはりこれらだけで肺炎の除外や確定はできません。あくまで肺炎の可能性を上げる1つの要素にすぎないということになります。

また、80歳以上の高齢者の肺炎では、50％以上で異常音が聴こえるとされます。[45] ただし肺線維症（酸素や二酸化炭素の通り道である間質が厚く硬くなりガス交換がうまくできなくなる病気）や心不全でも異常音が聴こえるため、異常音だけをもって肺炎と診断することはできません。

症状	ポイント
鼻汁	−2
咽頭痛	−1
筋肉痛	1
寝汗	1
1 日中痰が出る	1
呼吸数＞25 回／分	2
体温≧ 37.8℃	2

合計ポイント数	肺炎の可能性（%）
−3	0
−2	0.7
−1	1.6
0	2.2
1	8.8
2	10.3
3	25
≧4	29.4

表 8-13：Diehr ルール

体温≧37.8℃
心拍数＞100 回／分
crackle を聴取する
聴診で呼吸音が低下する部位が存在する
喘息がない

（上記 1 項目＝1 ポイント）

合計ポイント数	肺炎の可能性（%）
0	＜1
1	1
2	3
3	10
4	25
5	50

表 8-14：Heckerling スコア

先に説明した鼻副鼻腔炎（蓄膿症）や溶連菌性咽頭扁桃炎における見極めと同じように、医師は肺炎を正しく診断するために複数の症状・身体所見の組み合わせによって診断精度を上げる工夫が必要となります。

咳や発熱、呼吸症状のある患者の肺炎の確率を示すDiehrルール（**表8-13**）やHeckerlingスコア（**表8-14**）というものがあります。これは肺炎かどうかを見極めるための補助診断基準で昔から使われているものですが、今も有効です。つまり、全身所見と局所所見を評価するバイタルサインが肺炎の診断にいかに重要であるかを示しています。

†胸部単純X線写真は万能ではない

咳や発熱がある時に、胸部単純X線写真（いわゆるレントゲン）を撮影され、異常陰影がなければ「肺炎ではありませんね」と言われたことはありませんか？

胸部X線の感度は77％、特異度は91％[45]とされ、さらに読影する医師のスキルにより感度は60〜80％と幅があると言われています。そのため「胸部単純X線写真で陰影がないから、肺炎ではない」とは言いきれないのです。

胸部単純X線写真が肺炎診断のゴールドスタンダードであることに今も昔も変わりはありませんが、あくまで臨床所見ありきの検査です。これだけをもって、肺炎でないとは言えないのです。

基礎疾患のない70歳未満の成人では、米国内科学会のガイドラインにおいて呼吸数24回／分以上＋脈拍数１００回／分以上＋38℃以上の発熱と胸部聴診異常音がなければ、肺炎の可能性が低いため、胸部単純X線写真などの画像検査は不要[46]としています。

小児においても、多呼吸・努力呼吸・陥没呼吸（息を吸い込む時胸の一部が陥没するような呼吸）・酸素飽和度（SpO_2）の低下、聴診所見などで異常がなければ胸部画像検査は不要で、呼吸器症状がなければなおのこと肺炎の可能性はかなり下がるとされています。英国や米国の小児市中肺炎のガイドライン[47][48]では、これらの肺炎を疑う症状や身体所見があれば、胸部画像検査は不要としています。

なんでもかんでもレントゲンだけで肺炎を診断したり、除外することはできません。繰り返しになりますが、肺炎の見極めにおいても総合的に判断することが必要で、聴診やレントゲンなどだけで診断はできないのです。

†急性肺炎の見極めは「呼吸数」で

肺炎を見極めるのに一番重要なバイタルサインは「呼吸数」です。風邪では呼吸数は増えません。

呼吸数は、肺炎の診断や予後などの予測にも重要な所見とされ、成人においては呼吸数24〜25回／分以上で肺炎を疑い、28回／分以上であればさらに肺炎の可能性が高くなります。30回／分以上となると、肺炎の重症化、死亡などのリスクが上がるとされています。[49][50]

乳幼児の場合には、成人と呼吸数の基準が異なります。WHOの呼吸数増（多呼吸）の基準では「2カ月未満では60回／分以上、2カ月以上1歳未満では50回／分以上、1歳以上5歳未満では40回／分以上、5歳以上では20回／分以上」とされています。成人とは違い、小児は2倍法（30秒数えて2倍にする）ではなく、できる限り1分間しっかりと呼吸数を測定したほうが良いとされています。[51]

これらをもとに、急性肺炎の見極めは**表8－15・表8－16**のような基準で診断していくことになります。

あなたは、症状の詳細な確認（問診）やバイタルサインとしての呼吸数の確認なしに、胸部聴診やレントゲンだけで肺炎の診断をされていませんか？

†マイコプラズマ肺炎とは

咳が長引いているときに医療機関に受診し、「マイコプラズマ肺炎ですね、抗生物質を出しておきます」と説明を受けたことがありませんか？

この場合の病原微生物は肺炎マイコプラズマ（Mycoplasma pneumoniae）で、自己増殖可能であり、ウイルスではなく細菌に分類されます。しかし、急性肺炎を含めた他の気道

肺炎を疑う病歴

1：上気道炎症状が続き、症状が軽減したかと思ったら、37.8℃以上の発熱や強い咳などの下気道症状が悪化する場合〔double sickening（worseing）〕
2：寝汗や胸痛、呼吸苦、意識障害などの症状、突然の悪寒を伴う発熱・咳（注：特に高齢者の場合には、高熱や咳などは出ないこともある）

肺炎を疑うバイタルサイン

1：頻呼吸（成人呼吸数：24〜25回／分以上）、安静時の呼吸困難
2：低酸素血症（酸素化の低下、SpO_2＜95%）
3：脈拍数＞100回／分
4：37.8〜38℃以上の発熱
5：胸部聴診異常音：副雑音（ラ音）、ヤギ音（E to A change）、非対称性呼吸音、呼吸音減弱、気管支呼吸音など（胸部打診による濁音）
※上記1〜5がすべて正常であれば、基本的に胸部X線画像検査などの画像検査は不要！
※肺炎を疑う病歴があり、上記1〜5のどれかがあれば、胸部X線画像検査などの画像検査は実施！

表8-15：成人急性肺炎診断基準シート、70歳未満（著者作成）

肺炎を疑う病歴

1：上気道炎症状が続き、症状が軽減したかと思ったら、37.5℃以上の発熱や強い咳などの下気道症状が悪化する場合〔double sickening（worseing）〕
2：寝汗や胸痛、呼吸苦、意識障害などの症状、突然の悪寒を伴う発熱・咳

肺炎を疑うバイタルサイン

1：頻呼吸（年齢ごとの基準）、安静時の呼吸困難、年齢に即した多呼吸
2：低酸素血症（酸素化の低下、SpO_2≦96%）
3：37.5℃以上の発熱、咳
4：呻吟・鼻翼呼吸・陥没呼吸
5：胸部聴診異常音：副雑音（ラ音、rhonchi）、喘鳴（wheezes）、非対称性呼吸音、呼吸音減弱
※上記1〜5がすべて正常であれば、基本的に胸部X線画像検査などの画像検査は不要！

乳幼児は、下葉の肺炎の症状として、腹痛を訴えることも多いので、それらの訴えを見極めることも重要である。特に乳幼児は自分で訴えることができないため、外観（ぐったりしているか、遊んでいるか）、努力呼吸（呻吟、鼻翼呼吸、陥没呼吸）、循環・皮膚色（顔色、末梢冷感など）といった全身状態を評価することもポイント。

表8-16：小児急性肺炎の見極めかた（著者作成）

感染症の原因菌である肺炎球菌やインフルエンザ菌、溶連菌などと異なり細胞壁を持たないため、ペニシリン系やセフェム系抗菌薬では全く効果がありません。抗菌薬を使う場合には、クラリスロマイシンやアジスロマイシンといったマクロライド系抗菌薬を選択します。耐性菌の場合には、例外的にテトラサイクリン系、キノロン系抗菌薬を選択せざるを得ないこともあります。

幼児から成人まで幅広い年齢層でかかりますが、学童期、青年期によくみられ、例年、患者の約80%が14歳以下という報告があります。

小児の市中肺炎でマイコプラズマ肺炎の占める割合は1歳未満で1・8%、1歳以上2歳未満で5・8%、2歳以上6歳未満で25・2%、6歳以上で62・0%とされ、ほとんどが発熱を伴うとされています。[52]

初発症状は「発熱、全身倦怠、頭痛」などで、「咳」は初発症状出現後3〜5日から始まることが多いです。当初は「痰がらみのない乾いた咳」ですが、経過に伴い「痰が絡んだような咳」となり、その症状は次第に強くなっていき、解熱後も3〜4週間と長く続く特徴があります。鼻炎症状があまりないのも特徴ですが、幼児では例外的に多いようです。

潜伏期(病原体に感染してから、症状を呈するまでの期間)が2〜3週間と長いため、家族内伝播が30％ありますが、15〜55％は無症状（不顕性感染《ふけんせいかんせん》）だったりします。[53][54]

実は、マイコプラズマが肺炎になることは稀《まれ》であり、そのほとんどは中耳炎、鼻副鼻腔炎、咽頭炎や気管支炎などの上気道炎でしかなく、しかも抗菌薬なしで自然治癒するself-limited diseaseです。肺炎になってもほとんどが軽症であり、高熱を伴わない軽症肺炎の場合には抗菌薬不要という専門医もいるくらいです。肺炎は感染者の約3〜5％ほどしかなく、一番多い学童期でも10％[55]程度になります。

マイコプラズマ感染症は、中耳炎や扁桃炎、頭痛、肝機能障害、皮疹など肺外病変があることも多く、[56]稀に髄膜炎や心筋炎などを合併したり、関節炎、腎炎、ギラン・バレー症候群（末梢神経《まっしょうしんけい》の障害により、四肢や顔、呼吸器官に麻痺などが起こる）を発症することもあるので、年齢や重症度と流行状態で見極める必要があります。

†マイコプラズマ肺炎の見極め

5歳以上60歳未満の軽症〜中等症の外来診療ケースは、スコア基準（**表8-17**）を参考に臨床診断していきます。重症の入院診療ケースは、第3章でも説明したLAMP法という遺伝子検査（咽頭ぬぐい液検体より喀痰《かくたん》検体の方がより精度が高い）を行います。入院を必

1：年齢 60 歳未満
2：基礎疾患がない、あるいは軽微
3：頑固な咳がある
4：胸部聴診上、所見が乏しい
5：痰がない、あるいは迅速診断法で原因菌が証明されない
6：末梢血白血球が 10,000 μL 未満である

上記 6 項目を使用したスコア	3/6 項目以下	細菌性肺炎疑い
	4/6 項目以上	非定型肺炎疑い　感度：77.0%、特異度 93.0%
上記 1〜5 の 5 項目を使用したスコア	2/5 項目以下	細菌性肺炎疑い
	3/5 項目以上	非定型肺炎疑い　感度：83.9%、特異度 87.0%

表 8-17：マイコプラズマ、クラミドフィラ肺炎のスコア基準

要とするような重症のマイコプラズマ肺炎は、細菌性肺炎と似た経過となることが多く非典型症状を呈するため、このスコア基準では鑑別が困難で[57]、ＬＡＭＰ法が必要になります。

臨床診断とＬＡＭＰ法を比べると、陽性一致率89・５％、陰性一致率１００％[58]とされ、診察を丁寧に行い身体所見をとれば、外来診療で診るレベルであればそれだけでも十分診断できるということです。

ただし、このスコア基準（表8-17）は、60歳以上では感度が39％まで低下し[59]、５歳未満の乳幼児では鼻炎や後鼻漏による痰が多くなるなど非典型的症状となることが多く、鑑別困難[60]になります。実際の患者は学童〜青年期がほとんどであるため、臨床現場としてはこのスコア基準で事足ります。

その他、診断のための検査には、採血（ＰＡ法、Ｃ

F法）を1〜2回実施して診断する方法や、マイコプラズマIgM抗体測定キット（イムノカード®）やマイコプラズマ抗原検査キット（リボテスト®、プロラスト®、イムノエース®、クイックチェイサー®、クイックナビ®等）というのどを綿棒で拭って10〜15分で結果の出るキットもあります。しかし、採血という侵襲性のある検査をしなくてはいけなかったり、簡易キットでは偽陽性（陰性なのに陽性と結果が出てしまう）が多かったり感度が高くないなど、頼りない検査であるというのも事実です。

マイコプラズマは下気道の線毛上皮細胞で増殖するため、上気道の菌量は下気道の約1%以下です。いずれのキットも咽頭拭い液を検体として測定することから、検体採取のタイミングや手技により測定結果に影響が出るため、やはりこれらは補助検査にしか過ぎません。一般外来診療では、特に頻度の多い年長児（5〜6歳）で近隣の流行状態を確認し、発熱や痰の少ない頑固な咳のわりには聴診器では異常呼吸音がない場合に疑う病気となります。

章の終わりで改めて問いましょう。あなたのその抗生物質、本当に必要ですか？　その根拠をきちんと説明されていますか？

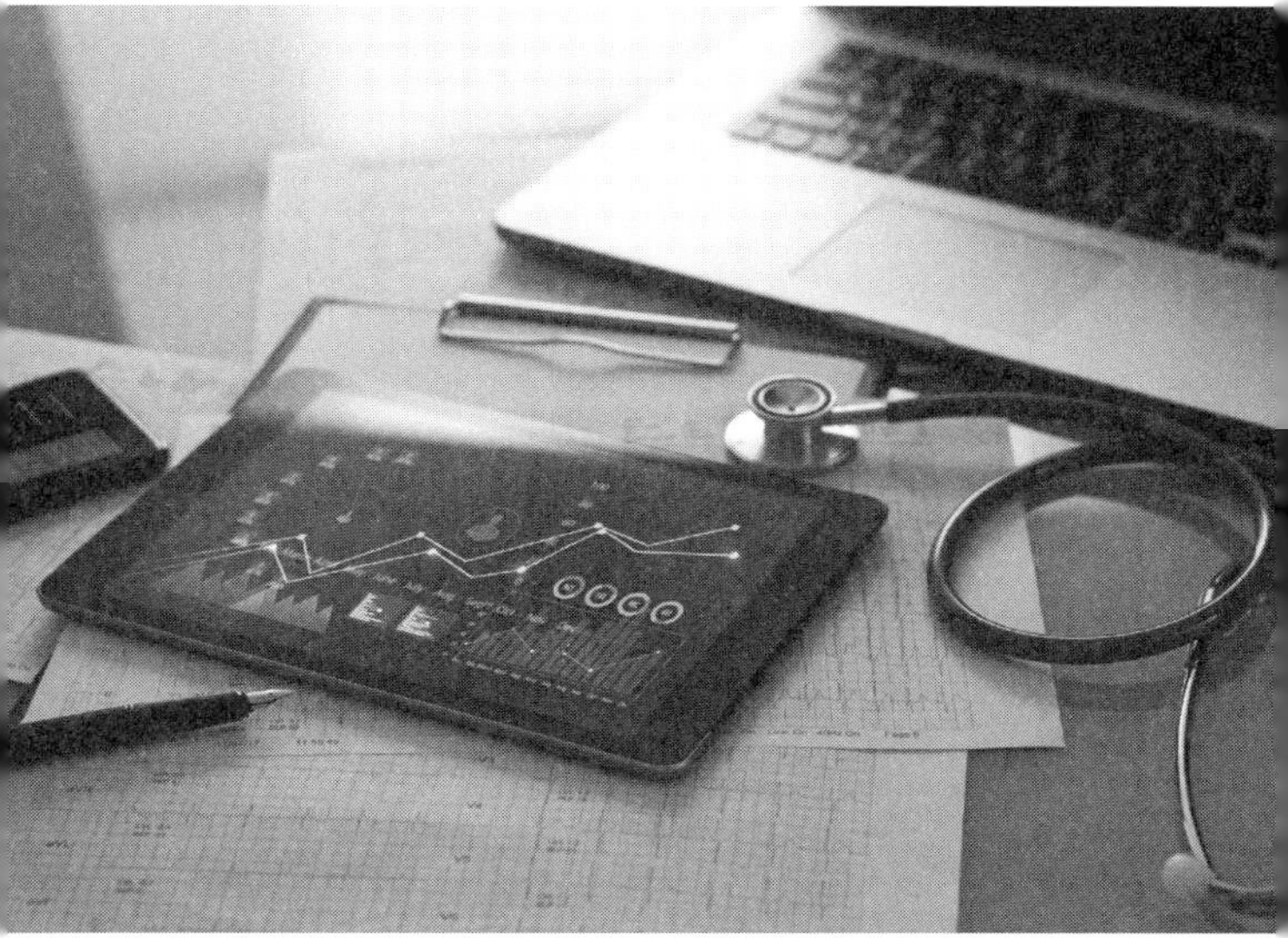

第9章 風邪の「見極めスキル」のリアル

前章まで、風邪と同じような症状を呈する様々な感染症について、その症状が風邪か風邪でないのかを医師がプロとして見極めることが重要であることをお話ししてきました。感染症は、からだの自己免疫の働きで自然治癒することが多いということも分かっています。また、自己免疫では治癒しきれない感染症もあり、医学の進歩によって病気の解明や検査技術の開発、抗菌薬や抗ウイルス薬、ワクチンなどの創薬をすることで克服してきたという人類の歴史もあります。

医学は日々進歩します。医療に関する最新情報をアップデートしていない医師からなんとなく検査され、なんとなく処方された薬を内服することはデメリットが勝るというリアルがあります。

では、〝見極め〟スキルのある医師を患者さん側はどう判断すればよいのか？　最終章では、そのことについてお話ししたいと思います。

†何科にかかるべきか？

繰り返しになりますが、風邪症状がひど過ぎる場合や長過ぎる場合に「これは風邪なのか？　風邪ではないのか？」を見極めてもらうために医療機関を受診することになります。

さて、どの診療科を受診したらよいでしょうか？

子どもは小児科？　大人は内科？　中耳炎や鼻炎、のどの症状は耳鼻咽喉《いんこう》科？　咳《せき》症状は呼吸器内科？　それとも、いつもの薬をもらっているかかりつけ医？　……一般知識として知られているこれらの基準は、正しいのでしょうか？

結論を言ってしまいますと、その医師が何科の専門医であろうと、医院として掲げている看板（標榜科）が何科であろうと、〝見極め〟ができる医師にかかるべきで、診療科はあまりあてになりません。風邪を含む感染症は全科にまたがる横断的な領域であり、診療知識をアップデートし続けないと対応できないものです。〝見極め〟ができるかどうか、個々の医師のスキルは、感染症についての診療知識をアップデートできているかどうかにかかっています。アップデートしていない、昔取った杵柄《きねづか》で対応を続けている医師が非常に多いのもリアルだったりします。

風邪症状で患者さんが受診された場合、医師としては除外診断をしていくことになります。まずは、その発熱や風邪様症状が感染症か感染症でないのか、すなわちアレルギー疾患や心疾患、がんなどの他の病気ではないのか。感染症であれば、どの臓器にどんな微生物（ウイルスや細菌など）が感染していて、抗菌薬が必要なフェーズなのかどうか。抗菌薬を処方するとすれば、どのような細菌を想定し、ベストな抗菌薬はどれか……など、それぞれに根拠をもって判断しなければなりません。

普通の風邪であれば、薬がなくとも自然治癒しますから、医師は不要です。抗菌薬、風邪薬、喘息《ぜんそく》の薬が処方されたとしても、症状を軽減する効果も重症化を予防する効果も全くありません（第4章参照）。

風邪の見極めに、採血の炎症反応（WBCまたはCRP。第2章参照）が正常値より高いだけで細菌感染症と診断し抗菌薬を処方する、胸部レントゲンだけで肺炎ではないと診断する、CTやMRIに陰影があっただけで鼻《び》副《ふく》鼻《び》腔《くう》炎《えん》いわゆる蓄《ちく》膿《のう》症《しょう》だと診断する（第8章参照）……など、昭和時代の間違った慣習的医療行為を今もなお日々の診療で実践している感染症診療を苦手とする医師が多いのもリアルです。

風邪を見極めるためには、問診において、風邪以外の病気の可能性（検査前確率）についていかに丁寧に患者さんから情報（病歴）を収集するかが最も重要になります。これだけで約80％が診断できます。それに基づいた身体診察（視診・触診・聴診）をすれば約90％が診断できます。いわゆる検査（画像や採血、迅速検査など）が診断に貢献するのは10％にしか過ぎないとされています[1]（第2章、第3章、第8章参照）。

風邪の見極めスキルのある医師とは、風邪やその類似症状の出る病気や合併症について知識と経験があり、日々アップデートし続けている医師のことを指します。これができている医師であれば、何かの専門医であろうと、標榜科が何科であろうと、所属施設が大きいか小さいかも含め、全く関係ありません。クリニックや病院など施設の大きさの違いは、高度医療機器があるかどうかの差に過ぎません。また、大きな病院の臓器別専門医は、その（縦断的）領域のスペシャリストであり、感染症を診るのに必要とされる横断的なスキルには特化していません。

診療科や所属施設の大きさに関係なく、医師としての感染症を含めた幅広い知識と経験、日々アップデートされる医療知識への学びの姿勢を持っている医師が、見極めスキルのある医師と言えます。日々学びの姿勢があること、常に成長をめざしていることは、医療業界に限らずどの業界でも重要な資質ではないかと思います。

†風邪を「診る」とは

病院、特に診療所の医師の多くは、医師としての診療経験が長ければ長いほど、これまでに何千〜何万の風邪の患者を診てきたという実績を持っているものです。

第4章で「3た論法」という考え方があることを紹介しました。ある薬や処置を使って症状が良くなった場合に「使った、治った、効いた」(3つの「た」)と単純に評価してしまうロジックです。

例えば、風邪に抗菌薬をはじめとした様々な薬を予防目的、症状軽減目的として処方し、症状が変わらなければ薬を追加したり抗菌薬の種類を変えたりして、7~10日で治癒に至ったとします。①薬を内服した/処方した、②症状が軽減した/治った、③薬が効いた!と評価してしまうのです。極端にいうと、①雨乞いをした、②雨が降った、③雨乞いが効いた、のロジックと同じになります。

何度も繰り返しになりますが風邪とはウイルス性上気道炎であり、7~10日で自然治癒する症候群のことです。まさに、前の例で薬を使って治癒したような場合、「3た論法」に当てはめやすいのです。エビデンスとして薬の効果を検証するためには、薬を投与するグループと投与しないグループを比較することが必要です。実際に国内外で、「風邪に抗菌薬や風邪薬」が予防する効果も症状を軽減する効果もないということがすでに証明されています(第4章参照)。

医学は個人の経験論だけで語る時代ではなく、現代では、統計学的なデータや根拠に基づいた治療法、診断法を用いて対応していく時代です。昔の常識が今の非常識になることもよくあります。

風邪を「見る」のと「診る」のは異なります。「診る」とはどういうことか。1人1人の風邪症状の患者を丁寧な病歴聴取（問診）とそれに基づく身体診察（視診・触診・聴診）を根拠に基づいて行う、そのうえで本当に必要な検査（画像・採血・迅速検査など）を実施する、風邪を見極めていく行為です。そこには「数」だけではなく「質」が求められます。

あなたやあなたの家族のかかりつけ医は、感染症診療のスキルのアップデートをしていますか？

†発熱・風邪を見極めるスキルの有無

ＣＯＶＩＤ－19（新型コロナウイルス感染症）パンデミックにより、日本では発熱・風邪症状を見極めるスキルのある医師がいかに少ないかが露呈しました。発熱等診療・検査医療機関に手を挙げている診療所・病院を受診しても、病歴を確認する問診はほとんどなく、身体診察もなく、ＰＣＲ検査や抗原定性検査などＣＯＶＩＤ－19の検査だけを実施……というケースが少なくありません。ＰＣＲ検査が陰性であれば風邪と診断し、抗菌薬、喘息薬、風邪薬などの多剤処方、検査結果以外の説明はほとんどなし、という医療機関が多く、そのため患者さんが迷子になってしまっているケースが少なくありません。

発熱等診療・検査医療機関に手を挙げていない診療所・病院の場合は、発熱や風邪があるというだけで診察は一切せず、電話だけでその医師オリジナルの風邪薬セットを出す（無診療処方はそもそも違法）、あるいは、PCR検査や抗原定性検査などCOVID－19の検査ができないから採血をして細菌感染症かの判断（?!）をしてしまう、つまり抗菌薬の処方ありきの診察をする、また、COVID－19を見極めてきた経験がないため、翌日に解熱や症状軽減すればCOVID－19の可能性は低い（?!）などといった間違った説明をしてしまう……こうした残念な医療機関が乱立しているのがリアルです。

なぜ、このようなことが起きるのでしょうか？　感染症診療の知識（臨床推論や診断学）がアップデートされていないため、「わからない」から、なんとなく検査し、なんとなく薬を処方しているため、風邪の見極め診断ができない。結果として「説明ができない」という負の流れに陥っているのです。

日々知識をアップデートし続けていれば「わかる」ことが多いため、根拠をもって問診・診察・検査を実施し、根拠をもって必要な薬を処方できる。その結果として、病気や薬に関しても「説明ができる」ことになります。つまり、発熱・風邪を見極めるスキルのある医師かどうかの判断は、「わかりやすく丁寧に説明してくれる医師かどうか」ということになります。

知識のアップデートになぜ格差が生じるのか?

発熱・風邪を見極めるスキルがあるかどうかは、日々知識をアップデートし続けられるかどうかで決まりますが、なぜ医師の間で差が生じてしまうのでしょうか。

残念ながら、日本のほとんどの医学部での医学部教育、大学病院や総合病院での研修医教育において、臨床感染症の実践的な教育がされていないという点がまず考えられます。一部の教育熱心な医学部や研修指定病院ではされていますが、その数は少なく限られているというのがリアルです。

ここ10~20年、日本で感染症について学ぼうとしたときの環境は良くなってきていますが、それより前に医者になっている世代では「情報リテラシー」「デジタルデバイド」に個人間の格差が生じていることが問題です。

「情報リテラシー」とは、膨大な情報の中から適切な情報を抜き出し活用する能力、インターネット等を正しく使いこなすための知識や能力を意味します。「デジタルデバイド」とは、インターネット等で情報収集ができる人とできない人との間に生じる格差のことを意味します。

医学の進歩は、インターネットの進歩とともに、一〇〇〇倍以上ものスピードで加速しました。昔は1冊の医学書が世に出るのに5年もの月日が必要だったのに対し、今は半年で世に出る時代となり、医学論文ならば即日で全世界に発信できるようになりました。COVID-19のパンデミックによって情報リテラシーの重要性はより顕著になり、次第に明らかになっていくCOVID-19の全貌やさまざまな変異株の最新情報は、全世界から日々発信され続けています。

このような情報環境においては、インターネット等での情報収集ができない医師たちは取り残され、「情報弱者」となってしまうことになります。

†インフォデミックに注意せよ

インフォデミックとは、情報（インフォメーション）とパンデミック（世界的感染大流行）を合わせた造語であり、WHOでは「感染流行時にデジタル空間や実社会において、誤った、あるいは誤解を招くような情報が多過ぎる状態」と定義しています。

コロナ禍においては、時代の背景としてYouTubeやTwitter、FacebookなどのSNSが情報を得るための主要なツールになっています。しかし、SNSは誰もが気軽に情報発信できるため情報の質は玉石混交で、40%以上は信頼できない情報源によるものが含まれている[2]とも指摘されています。

テレビや週刊誌、雑誌、新聞などの主要メディアならば信頼できるかというとそうでもありません。視聴率や発行部数を意識し過ぎるがゆえに、肩書きや繋がりだけを重視した発信者の選択、放送時の編集などによって情報の質が落ち、誤解を招く内容、間違った情報や偏った情報となってしまうケースもあるように見受けられます。本当に信頼できる医療従事者の発信が正しく伝わらないという問題が起きています。

インターネットが苦手な医療従事者には、一般の人と同様にこれらのマスコミ媒体からのみ医学情報を得て日々の診療をしている層も多くいます。臨床感染症の医療現場では、非常に悩ましい事態です。コロナ禍においてはなおのこと、情報発信の際の信頼できる医療従事者のファクトチェックが必要なのは言うまでもありません。

医師をはじめとした医療従事者にとって「情報リテラシー」は今や必須のスキルです。

その情報の質や内容は公平中立なものかどうか、その情報を見極めるスキルも医療従事者には必須です。

正しい情報を基にした最新の「知識」という名の「武器」を日々アップデートすることで我々は感染症と闘い続けなければなりません。批判し合う必要はなく、互いに謙虚に学び合えばいいのだと思います。それには、医師をはじめとした医療従事者だけでなく、患者さんとなる非医療従事者の方もともに学び続けていくことが必要不可欠なのです。学びに肩書きや年齢などの境界はありません。NO BORDER! なのです。

この人類史上過去にない長期にわたるCOVID‐19の世界的パンデミックをきっかけに「シン・風邪診療」が日本に根付くことを祈念します。

おわりに

この原稿を執筆している2022年春現在、下げ止まりとなったCOVID‐19（新型コロナウイルス感染症）感染者数が毎日報道され、このまま第7波に入るのではないかと感染状況を注視する毎日が続いています。ウイルスの型はオミクロン株が大半ですが、変異ウイルスとしてBA.2型やXE型も報告されており、2022年の夏頃には主流が置き換わって第7波のピークを迎えていることも予測されます。

なお、本書中のCOVID‐19に関する内容は、執筆時点での最新情報に依拠していることにご注意ください。

人類史上、世界的なパンデミックとなり長期にわたって人類の脅威となった感染症は1918〜20年のA／H1N1亜型インフルエンザ、通称「スペイン風邪」があります。COVID‐19はそれをも超えた長期戦となっています。

この先COVID-19が収束したとしても、世界的な耐性菌問題や人類と感染症の戦いが終わるわけではありません。マスク、手洗いなどの感染対策は「盾」、ワクチンは「鎧」、日々アップデートする正しい知識は「武器」となります。

たかが風邪、されど風邪。「シン・風邪診療」をより多くの方に知って頂き、日本の感染症診療の土台が変わることを祈念しています。

本書を世に送り出すにあたって、具芳明先生（東京医科歯科大学・統合臨床感染症学分野教授）、山岡淳一郎さん（ノンフィクション作家）に多大なお力添えを頂きました。筑摩書房編集部の伊藤笑子さんに大変お世話になりました。また、日々の診療で共に頑張ってくれているスタッフや、私生活も支えてくれ看護師でもある妻、4人の息子達、癒しの2匹の愛猫、医師になるまでのサポートをしてくれた両親や2人の弟にも感謝します。ここに厚く御礼申し上げます。

2022年4月　ルーティンワークの早朝勉のデスクにて

永田理希

参考文献

第２章

1　Ahn S, et al: Influenza Other Respir Viruses. 2011; 5(6): 398-403.

2　Korppi M: Pediatr Int. 2004; 46(5): 545-50.

3　Virkki R, et al: Thorax. 2002; 57(5): 438-41.

4　Fleming JA, et al: Pediatr Infect Dis J. 2011; 30(5): 430-2

5-1　Jaffe DM, et al: N Engl J Med. 1987; 317(19): 1175-80.

5-2　Rothrock SG, et al: Pediatrics. 1997; 99(3): 438-44.

6　Peterson MC, et al. West J Med. 1992 Feb; 156(2): 163-5.

7-1　Cals JW, et al. BMC Fam Pract 8, 15(2007).

7-2　Cals JW, et al. BMJ. 2009 May 5; 338: b1374.

第３章

1　Wei-jie Guan, et al. Clinical Characteristics of Coronavirus Disease 2019 in China. N Engl J Med 2020; 382: 1708-1720

2　Steven Woloshin, et al. False Negative Tests for SARS-CoV-2 Infection-Challenges and Implications. N Engl J Med 2020; 383: e38.

3-1　Wei-jie Guan, et al. Clinical Characteristics of Coronavirus Disease 2019 in China. N Engl J Med. 2020 Apr 30; 382(18): 1708-1720

3-2　Matsunaga N, et al. Clinical epidemiology of hospitalized patients with COVID-19 in Japan: Report of the COVID-19 REGISTRY JAPAN. Clin Infect Dis. 2020 Sep 28; ciaa1470. doi: 10.1093/cid/ciaa1470.

4　Hyungjin Kim, et al. Diagnostic Performance of CT and Reverse Transcriptase Polymerase Chain Reaction for Coronavirus Disease 2019: A Meta-Analysis. Radiology. 2020 Sep; 296(3): E145-E155. doi: 10.1148/radiol.2020201343. Epub 2020 Apr 17.

5-1　Wei-jie Guan, et al. Clinical Characteristics of Coronavirus Disease 2019 in China. N Engl J Med. 2020 Apr 30; 382(18): 1708-1720

5-2　Matsunaga N, et al. Clinical epidemiology of hospitalized patients with COVID-19 in Japan: Report of the COVID-19 REGISTRY JAPAN. Clin Infect Dis. 2020 Sep 28; ciaa1470. doi: 10.1093/cid/ciaa1470.

6-1　Sho Uchida, et al. CT screening for COVID-19 in asymptomatic patients before hospital admission.

6-2　Journal of Infection and Chemotherapy. September 28, 2020.

7　Yanrong Wang, et al. Clinical Outcomes in 55 Patients With Severe

Acute Respiratory Syndrome Coronavirus 2 Who Were Asymptomatic at Hospital Admission in Shenzhen, China. J Infect Dis. 2020 May11; 221(11): 1770-1774.
8 Michela Antonelli, et al. Risk factors and disease profile of post-vaccination SARS-CoV-2 infection in UK users of the COVID Symptom Study app: a prospective, community-based, nested, case-control study. https://www.thelancet.com/journals/laninf/article/PIIS1473-3099(21)00460-6/fulltext

第 4 章

1 Fashner J, et al: Am Fam Physician. 2012; 86(2): 153-9.
2 De Sutter AI, et al: Cochrane Database Syst Rev. 2015; (11): CD009345.
3 O'Mahony D, et al: Age Ageing. 2015; 44(2): 213-8.
4 Griffin G, et al Cochrane Database Syst Rev. 2011; (9): CD003423.
5 Chonmaitree T, et al: J Pediatr. 2003; 143(3): 377-85.
6 Takano T, et al: Pediatr Neurol. 2010; 42(4): 277-9.
7 Rimsza ME, et al: Pediatrics. 2008; 122(2): e318-22.
8 Randal A, et al: Goodman&Gilman's The Pharmacological Basis of Therapeutics. 12th ed. Laurens B, ed. Mc Graw Hill Medical, 2010, p911-35.
9 Thomas KM, et al, ed: Textbook of Pediatric Care. American Academy of Pediatrics, 2009, p1934-6.
10 竹内義博「日小児臨薬理会誌」2012; 25(1): 11-5.
11 Smith SM, et al: Cochrane Database Syst Rev. 2014; (11): CD001831.
12 Mallet P, et al: PLos One. 2011; 6(7): e22792.
13 宮城平ほか「臨牀と研究」1969; 46(1): 243-5.
14 Camarri E, et al: G Clin Med. 1979; 60(12): 1010-9.
15 Magri M: Clin Ter. 1981; 96(3): 251-61.
16 Kitamura T, et al: Internal Medicine. 2007; 46(18): 1623-4.
17 Goodall EC, et al: BMC Infect Dis. 2014; 14: 273.
18 Satomura K, et al: Am J Prev Med. 2005; 29(4): 302-7.
19 Furushima D, et al: Molecules. 2018; 23(7): 1795.
20 Zu M, et al: Antiviral Res. 2012; 94(3): 217-24.
21 Ide K, et al: PLoS One. 2014; 9(5): e96373.
22 Smucny J, et al: Cochrane Database Syst Rev. 2006; 18(4): CD001726.

23 Gadomski AM, et al: Cochrane Database Syst Rev. 2006; 19(3): CD001266.
24 Patel H, et al: J Pediatr. 2003; 142(5): 509-14.
25 Chang KC, et al: Lancet. 1978; 1(8074): 1132-3.
26 日本小児アレルギー学会「小児気管支喘息治療・管理ガイドライン」2017、協和企画
27 Amsden GW: Clin Ther. 1996; 18(1): 56-72; discussion 55.
28 Zheng JP, et al: Lancet. 2008; 371(9629): 2013-8.
29 Malerba M, et al: Pulm Pharmacol Ther. 2004; 17(1): 27-34.
30 Demedts M, et al: N Engl J Med. 2005; 353(21): 2229-42.
31 Mallet P, et al: PLos One. 2011; 6(7): e22792.
32 Chalumeau M, et al: Cochrane Database Syst Rev. 2013; (5): CD003124.
33 Duijvestijn YC, et al: Cochrane Database Syst Rev. 2009; (1): CD003124.
34 Cohen HA, et al: World J Pediatr. 2017; 13(1): 27-33.
35 Paul IM, et al: Pediatrics. 2004; 114(1): e85-90.
36 Shadkam MN, et al: J Altern Complement Med. 2010; 16(7): 787-93.
37 Paul IM, et al: Arch Pediatr Adolesc Med. 2007; 161(12): 1140-6.
38 Shadkam MN, et al: J Altern Complement Med. 2010; 16(7): 787-93.
39 Cohen HA, et al: Pediatrics. 2012; 130(3): 465-71.
40 Fashner J, et al: Am Fam Physician. 2012; 86(2): 153-9.
41 Raeessi MA, et al: Prim Care Respir J. 2013; 22(3): 325-30.
42 Raeessi MA, et al: Iran J Otorhinolaryngol. 2011; 23(63): 1-8.
43 Nahas GG, et al: Proc Soc Exp Biol Med. 1971; 138(1): 350-2.
44 Ashman RB, et al: Clin Exp Immunol. 1977; 29(3): 464-7.
45 Schulman CI, et al: Surg Infect (Larchmt). 2005; 6(4): 369-75.
46 Lee BH, et al: Crit Care. 2012; 16(1): R33.
47 Niven DJ, et al: Crit Care. 2013; 17(6): R289.
48 樋之津淳子、ほか「筑波医短大研報」2001; 22: 27-32.
49 Henker R, et al: Am J Crit Care. 2001; 10(4): 276-80.
50 Lenhardt R, et al: Am J Med. 1999; 106(5): 550-5.
51 Gozzoli V, et al: Intensive Care Med. 2004; 30(3): 401-7.
52 Malesker MA, et al: Chest. 2017; 152(5): 1021-37.
53 Petersen I, et al: BMJ. 2007; 335(7627): 982.

54 Meropol SB, et al. Ann Fam Med 11: 165-172, 2013
55 Wayne A Ray, et al: N Engl J Med. 2012; 366(20): 1881-90.
56 Hemilä H, et al: Cochrane Database Syst Rev. 2013; (1): CD000980
57 厚生労働省「日本人の食事摂取基準（2020年版）」策定検討会報告書 https://www.mhlw.go.jp/stf/newpage_08517.html
58 Calder PC, et al: Nutrients. 2020; 12(4): 1181.
59 Hemilä H: Open Respir Med J. 2011; 5: 51-8.
60 Singh M, et al: Cochrane Database Syst Rev. 2013; (6): CD001364.
61 Jackson JL, et al: J Nutr. 2000; 130 (5S Suppl): 1512S-5S.

第5章

1 Maclntyre CR, et al: BMJ Open. 2015; 5(4): e006577.
2 Kwon S, et al. Nat Commun. 2021 Jun 18; 12(1): 3737.
3 Mingming L, et al.. Travel Med Infect Dis. 2020; 36: 101751.
4 Mitze T, et al. Proc Natl Acad Sci U S A. 2020 Dec 22; 117(51): 32293-32301.
5 Jehn M, et al. MMWR Morb Mortal Wkly Rep. ePub: 24 September 2021. DOI: http://dx.doi.org/10.15585/mmwr.mm7039e1
6 Hiroshi Ueki, et al. Effectiveness of Face Masks in Preventing Airborne Transmission of SARS-CoV-2: 21 October 2020. https://doi.org/10.1128/mSphere.00637-20
7 第54回新型コロナウイルス感染症対策アドバイザリーボード（令和3年10月6日）https://www.mhlw.go.jp/stf/seisakunitsuite/bunya/0000121431_00294.html

第6章

1 独立行政法人製品評価技術基盤機構「新型コロナウイルスに有効な界面活性剤が含まれている製品リスト」2021年11月1日最終更新 https://www.nite.go.jp/information/osirasedetergentlist.html
2 WHO Headquarters (HQ). Cleaning and disinfection of environmental surfaces in the context of COVID-19: 16 May 2020.
3 William A. Rutala, Ph.D., et al. and the Healthcare Infection Control Practices Advisory Committee. Guideline for Disinfection and Sterilization in Healthcare Facilities, 2008. Update: May 2019.
4 国家健康委員会総局（中国）「消毒剤の使用に関するガイドライン」2020年2月19日

5　厚生労働省健康局結核感染症課ほか「社会福祉施設等における感染拡大防止のための留意点について（その2）」令和2年（2020）4月7日　https://www.mhlw.go.jp/content/000619845.pdf
6　厚生労働省健康局結核感染症課ほか「「社会福祉施設等における感染拡大防止のための留意点について（令和2年3月6日付事務連絡）」に関するQ＆Aについて」令和2年（2020）3月16日
https://www.mhlw.go.jp/content/000608916.pdf
7　尾家重治ほか「〝除菌〟などをうたった製品の消毒効果」日本環境感染学会誌　vol. 36 No. 3, 2021, pp157-160.
8　戸高玲子ほか「新型コロナウイルスに対する消毒薬の効果」感染制御と予防衛生　Vol. 4 No. 1, pp30-38, 2020.
9　独立行政法人国民生活センター報道発表「物のウイルス対策等をうたう「次亜塩素酸水」」令和2年（2020）12月24日　http://www.kokusen.go.jp/pdf/n-20201224_1.pdf
10　Talic S et al. BMJ 2021; 375: e068302.

第7章

1　Leung NHL, et al: Review Article: The Fraction of Influenza Virus Infections That Are Asymptomatic: A Systematic Review and Meta-analysis. Epidemiology. 2015; 26(6): 862-72.
2　Buitrago-Garcia D, et al: Occurrence and transmission potential of asymptomatic and presymptomatic SARS-CoV-2 infections: A living systematic review and meta-analysis. PLoS Med. 2020; 17(9): e1003346.
3　Thompson HA, et al: Severe Acute Respiratory Syndrome Coronavirus 2 (SARS-CoV-2) Setting-specific Transmission Rates: A Systematic Review and Meta-analysis. Clin Infect Dis. 2021; 73(3): e754-64.
4　Treanor JJ, et al: JAMA. 2000; 283(8): 1016-24.
5　Nicholson KG, et al: Lancet. 2000; 355(9218): 1845-50.
6　Dobson J, et al: Lancet. 2015; 385(9979): 1729-37.
7　Jefferson T, et al: Cochrane Database Syst Rev. 2012; 1: CD008965.
8　Heneghan CJ, et al: BMJ. 2014; 348: g2547.
9　Hayden FG, et al: N Engl J Med. 1997; 337(13): 874-80.
10　Gravenstein S, et al: Drug Saf. 2001; 24(15): 1113-25.
11　Kawai N, et al: Clin Infect Dis. 2009; 49(12): 1828-35.
12　Watanabe A, et al: Clin Infect Dis. 2010; 51(10): 1167-75.

13 Katsumi Y, et al: Pediatrics. 2012; 129(6): e1431-6.
14 Kubo S, et al: Antimicrob Agents Chemother. 2010; 54(3): 1256-64.
15 Aviragen Therapeutics, Inc. Biota Reports Top-Line Data From Its Phase 2 "IGLOO" Trial of Laninamivir Octanoate: August 01, 2014.
https://globenewswire.com/news-release/2014/08/01/655382/10092476/en/Biota-Reports-Top-Line-Data-From-Its-Phase-2-IGLOO-Trial-of-Laninamivir-Octanoate.html
16 Kohno S, et al: Antimicrob Agents Chemother. 2011; 55(6): 2803-12.
17 Kohno S, et al: Antimicrob Agents Chemother. 2011; 55(11): 5267-76.
18 de Jong MD,et al. Evaluation of intravenous peramivir for treatment of influenza in hospitalized patients. Clin Infect Dis. 2014 Dec 15; 59(12): e172-85.
19 Louie JK,et al. Use of intravenous peramivir for treatment of severe influenza A (H1N1) pdm09. PLoS One. 2012; 7(6): e40261.
20 Takashita E, et al: Antiviral Res. 2015; 117: 27-38.
21 Antimicrob Agents Chemother 2020; 64: e01897-20. PMID: 32958718
22 Hayden FG, et al: N Engl J Med. 2018; 379(10): 913-23.
23 Omoto S, et al: Sci Rep. 2018; 8(1): 9633.
24 Takahashi E, et al: Microbes Infect. 2010; 12(10): 778-83.
25 van Vugt SF, et al: Fam pract. 2015; 32(4): 408-14.
26 Jefferson T, et al: Cochrane Database Syst Rev. 2014; (4): CD008965.
27 Hsu J, et al: Ann Intern Med. 2012; 156(7): 512-24.
28 Louie JK, et al: Pediatrics. 2013; 132(6): e1539-45.
29 Muthuri SG, et al: J Infect Dis. 2013; 207(4): 553-63.
30 Masui S, et al: Evid Based Complement Alternat Med. 2017; 2017: 1062065.
31 Nagai T, et al: Evid Based Complement Alternat Med. 2014; 2014: 187036.
32 Nabeshima S, et al: J Infect Chemother. 2012; 18(4): 534-43.
33 Kubo T, et al: Phytomedicine. 2007; 14 (2-3): 96-101.
34 Yoshino T, et al: BMC Complement Altern Med. 2019; 19(1): 68.

35 Dan K, et al: Pharmacology. 2018; 101(3-4): 148-55.
36 Niimi M: BMJ. 2009; 339: b5213 (rapid response).
37 CDC: Vaccine Effectiveness: How Well Do the Flu Vaccines Work?
https://www.cdc.gov/flu/about/qa/vaccineeffect.htm
38 Sugaya N, et al: Vaccine. 2018; 36(8): 1063-71.
39 Seki Y, et al: J Infect Chemother. 2017; 23(9): 615-20.
40 Demicheli V, et al: Cochrane Database Syst Rev. 2018; 2: CD001269.
41 Demicheli V, et al: Cochrane Database Syst Rev. 2018; 2: CD004876.
42 Paules CI, et al: Chasing Seasonal Influenza-The Need for a Universal Influenza Vaccine. N Engl J Med. 2018; 378(1): 7-9.
43 Russell K, et al: Influenza vaccine effectiveness in older adults compared with younger adults over five seasons. Vaccine. 2018; 36 (10): 1272-8.
44 Jackson ML, et al: Influenza Vaccine Effectiveness in the United States during the 2015-2016 Season. N Engl J Med. 2017; 377(6): 534-43.
45 CDC: Key Facts About Seasonal Flu Vaccine.
https://www.cdc.gov/flu/prevent/keyfacts.htm
46 Ferdinands JM, et al: J Infect Dis. 2014; 210(5): 674-83.
47 Rondy M, et al: J Infect. 2017; 75(5): 381-94.
48 CDC: Study Shows Flu Vaccine Reduces Risk of Severe Illness.
49 CDC: CDC Study Finds Flu Vaccine Saves Children's Lives.
https://www.cdc.gov/media/releases/2017/p0403-flu-vaccine.html
50 CDC: New CDC Study Shows Flu Vaccine Reduces Severe Outcomes inHospitalized Patients.
https://www.cdc.gov/flu/spotlights/vaccine-reduces-severe-outcomes.htm
51 Thompson MG, et al: Vaccine. 2018; 36(39): 5916-25.
52 Nichols MK, et al: Vaccine. 2018; 36(16): 2166-75.
53 Ohfuji S, et al: J Infect Dis. 2018; 217(6): 878-86.
54 Seki Y, et al: J Infect Chemother. 2018; 24(11): 873-80.
55 Reichert TA, et al: N Engl J Med. 2001; 344(12): 889-96.
56 Charu V, et al: PLoS One. 2011; 6(11): e26282.
57 Sugaya N, et al: Clin Infect Dis. 2005; 41(7): 939-47.

58 Kawai S, et al: Clin Infect Dis. 2011; 53(2): 130-6.
59 Baguelin M, et al: PLoS Med. 2013; 10(10): e1001527.
60 Chong CR, et al: Clin Infect Dis. 2020; 70(2): 193-9.

第8章

1 Lieberthal AS, et al: Pediatrics. 2013; 131(3): e964-99.
2 Kliegman R, et al ed. Nelson Textbook of Pediatrics. 20th ed. Elsevier Saunders, 2016, p3085.
3 Todberg T, et al: PLoS One. 2014; 9(12): e111732.
4 Hotomi M, et al: Acta Otolaryngol. 1999; 119(6): 703-7.
5 Samukawa T, et al: J Infect Dis. 2000; 181(5): 1842-5.
6 永田理希「jmed48 あなたも名医！ Phaseで見極める！ 小児と成人の上気道感染症」日本医事新報社、2017
7 Damoiseaux RA, et al: BMJ. 2000; 320(7231): 350-4.
8 Rosenfeld RM, et al: Laryngoscope. 2003; 113(10): 1645-57.
9 Jacobs J, et al: Pediatr Infect Dis J. 2001; 20(2): 177-83.
10 Venekamp RP, et al: Cochrane Database Syst Rev. 2013; (1): CD000219.
11 Broides A, et al: Clin Infect Dis. 2009; 49(11): 1641-7.
12 Maroeska MR, et al: Lancet. 2006; 368(9545): 1429-35.
13 Montanari G, et al: Minerva Pediatr. 2010; 62(1): 9-16, 17-21.
14 Gwaltney JM Jr.: Clin Infect Dis. 1996; 23(6): 1209-23.
15 Puhakka T, et al: J Allergy Clin Immunol. 1998; 102(3): 403-8.
16 Fendrick AM, et al: Clin Ther. 2001; 23(10): 1683-706.
17 Wald ER, et al: Pediatrics. 1991; 87(2): 129-33.
18 Otolaryngol Head Neck Surg. 2000; 123(1 Pt 2): 5-31.
19 NICE: Sinusitis (acute): antimicrobial prescribing [https://www.nice.org.uk/guidance/ng79]
20 Ragab A, et al: Int J Pediatr Otorhinolaryngol. 2015; 79(12): 2178-86.
21 Burgstaller JM, et al: Eur Arch Otorhinolaryngol. 2016; 273(5): 1067-77.
22 Rosenfeld RM, et al: Otolaryngol Head Neck Surg. 2007; 137(3 Suppl): S32-45.
23 Sng WJ, et al: Rhinology. 2015; 53(1): 3-9.
24 Zwart S, et al: BMJ. 2000; 320(7228): 150-4.
25 Brink WR, et al: Am J Med. 1951; 10(3): 300-8.

26 Wessels MR: N Engl J Med. 2011; 364(7): 648-55.
27 Stollerman GH: Clin Infect Dis. 2001; 33(6): 806-14.
28 Gerber MA, et al: Clin Microbiol Rev. 2004; 17(3): 571-80.
29 Tanz RR, et al: Pediatrics. 2009; 123(2): 437-44.
30 Cohen JF, et al: Cochrane Database Syst Rev. 2016; 7(7): CD010502.
31 Roggen I, et al: BMJ Open. 2013; 3(4) . pii: e002712.
32 Canter B, et al: Pediatrics. 2004; 114(1): 329-30.
33 Herzon FS: Laryngoscope. 1995; 105(8 Pt 3 Suppl 74): 1-17.
34 ESCMID Sore Throat Guideline Group: Clin Microbiol Infect. 2012; 18 Suppl 1: 1-28.
35 Spinks A, et al: Cochrane Database Syst Rev. 2013; (11): CD000023.
36 Little P, et al. Antibiotics for lower respiratory tract infection in children presenting in primary care in England (ARTIC PC): a double-blind, randomised, placebo-controlled trial. Lancet. 2021
37 Oct 16; 398(10309): 1417-1426. Little P, Stuart B et al: Amoxicillin for acute lower-respiratory-tract infection in primary care when pneumonia is not suspected: a 12-country, randomised, placebo-controlled trial: Lancet Infect Dis 13: 123-9, 2013
38 Evans AT, Husain S et al: Azithromycin for acute bronchitis: a randomaised, double-bind, controlled trial: Lancet 359: 1648-54, 2002
39 Michelow IC, et al: Pediatrics. 2004; 113(4): 701-7.
40 Cardona V, et al: Clin Transl Allergy. 2011; 1(11): 11.
41 Girard TD, et al: Clin Geriatr Med. 2007; 23(3): 633-47, viii.
42 Han JH, et al: Clin Geriatr Med. 2013; 29(1): 101-36.
43 Chester JG, et al: J Am Med Dir Assoc. 2011; 12(5): 337-43.
44 Norman DC, et al: Infect Dis Clin North Am. 1996; 10(1): 93-9.
45 Ye X, et al: PLoS One. 2015; 10(6): e130066.
46 Harris AM, et al: Ann Intern Med. 2016; 164(6): 425-34.
47 Harris M, et al: Thorax. 2011; 66 Suppl 2: ii1-23.
48 Bradley JS, et al: Clin Infect Dis. 2011; 53(7): e25-76.
49 Metlay JP, et al: JAMA. 1997; 278(17): 1440-5.
50 Steven McGee「マクギーのフィジカル診断学」原著第4版、徳田安春ほか監訳、診断と治療社、2019, p121.
51 WHO: Acute respiratory infections in children: Case management in small hospitals in developing countries, a manual for doctors and

other senior health workers. WHO, 1994, p5.
https://apps.who.int/iris/bitstream/handle/10665/61873/WHO_ARI_90.5.pd f?sequence=1&isAllowed=y
52 小児呼吸器感染症診療ガイドライン作成委員会「小児呼吸器感染症診療ガイドライン 2017」協和企画、2016、p271.
53 Balassanian N, et al: N Engl J Med. 1967; 277(14): 719-25.
54 Saliba GS, et al: Am J Epidemiol. 1967; 86(2): 408-18.
55 Kimberlin MD, et al: Red Book: 2015 Report of the Committee on Infectious Diseases. American Academy of Pediatrics, 2015.
56 Holzma RS, et al: Mandell, Douglas, and Bennett's Principles and Practice of Infectious Diseases. 8th ed. John E, et al, ed. Saunders, 2014, p2186.
57 Miyashita N, et al: J Med Microbiol. 2007; 56(Pt12): 1625-9.
58 Loopamp® マイコプラズマＰ検出試薬キット添付文書「本製品（LAMP 法）の判定結果と臨床診断の有用性」
59 Miyashita N, et al: Respirology. 2012; 17(7): 1073-9.
60 武田紳江ほか「日小児呼吸器会誌」2009; 19(2): 137-47.

第９章

1 Peterson MC, et al. Contributions of the history, physical examination, and laboratory investigation in making medical diagnoses. West J Med. 1992 Feb; 156(2): 163-5.
2 Bin Naeem S, Kamel Boulos MN. COVID-19 Misinformation Online and Health Literacy: A Brief Overview. Int J Environ Res Public Health. 2021 Jul 30; 18(15): 8091.

図版出典

表 1-1　「わが国におけるプレパンデミックワクチンの開発の現状と臨床研究」平成 20 年度危機管理研修会プログラム 4、ECDC infographic、Transmission of Delta variant vs. ancestral strain and other infectious diseases [CDC graph]、新型コロナウイルス感染症診療の手引き第 5.2 版などをもとに著者作成。

表 1-2　Heikkinen T, et al: Lancet. 2003; 361(9351): 51-9.

表 1-3　小児呼吸器感染症診療ガイドライン作成委員会：小児呼吸器感染症診療ガイドライン 2017. 協和企画, 2016, p192.／千田いづみほか：JOHNS, 2017; 33(1): 97-101.

表 1-4　Turner RB: Epidemiology, pathogenesis,and treatment of the common cold. Ann Allergy Asthma Immunol 78(6): 531-539; quiz 539-540, 1997.

図 5-1　Ueki H, et al. Effectiveness of Face Masks in Preventing Airborne Transmission of SARS-CoV-2. mSphere 2020, DOI: https://doi.org/10.1128/mSphere.00637-20

図 5-2　Ueki H, et al. Effectiveness of Face Masks in Preventing Airborne Transmission of SARS-CoV-2. mSphere 2020, DOI: https://doi.org/10.1128/mSphere.00637-20

図 5-3　第 54 回新型コロナウイルス感染症対策アドバイザリーボード（令和 3 年 10 月 6 日）
https://www.mhlw.go.jp/stf/seisakunitsuite/bunya/0000121431_00294.html

図 5-4　O'Kelly E, et al. Ability of fabric face mask materials to filter ultrafine particles at coughing velocity. BMJ Open. 2020 Sep 22; 10 (9): e039424. doi: 10.1136/bmjopen-2020-039424. PMID: 32963071; PMCID: PMC7509966.／豊橋技術科学大学プレスリリース https://www.tut.ac.jp/docs/201015kisyakaiken.pdf を参照して作成

表 6-3　厚生労働省・経済産業省・消費者庁特設ページなどを参考に修正
https://www.mhlw.go.jp/stf/seisakunitsuite/bunya/syoudoku_00001.html

表 6-4　Neeltje van Doremalen, et al: Aerosol and Surface Stability of SARS-CoV-2 as Compared with SARS-CoV-1: n engl j med 382; 16 nejm.org April 16, 2020.
https://www.nejm.org/doi/pdf/10.1056/NEJMc2004973?articleTools

=true

図 8-4 Maroeska MR, et al: Lancet. 2006; 368(9545): 1429-35.

表 8-11 Bisno AL: N Engl J Med. 2001; 344(3): 205-11.

表 8-12 伊藤健太「小児感染症のトリセツ REMAKE」金原出版，2019，p 59，60，215.

表 8-13 Diehr P, et al: J Chronic Dis. 1984; 37(3): 215-25.

表 8-14 Metlay JP, et al: JAMA. 1997; 278(17): 1440-5.

表 8-17 Miyashita N, et al: J Med Microbiol. 2007; 56(Pt12): 1625-9. より作成

イラスト・グラフ図版作成＝朝日メディアインターナショナル株式会社

ちくま新書
1663

間《ま》違《ちが》いだらけの風《か》邪《ぜ》診《しん》療《りょう》
――その薬《くすり》、本当《ほんとう》に効果《こうか》がありますか?

二〇二二年六月一〇日 第一刷発行

著者 永田理希（ながた・りき）
発行者 喜入冬子
発行所 株式会社 筑摩書房
東京都台東区蔵前二-五-三 郵便番号一一一-八七五五
電話番号〇三-五六八七-二六〇一（代表）
装幀者 間村俊一
印刷・製本 株式会社 精興社

ISBN978-4-480-07485-0 C0247

674
ストレスに負けない生活
――心・身体・脳のセルフケア
熊野宏昭
ストレスなんて怖くない！　脳科学や行動医学の知見を援用、「力まず・避けず・妄想せず」をキーワードに自分でできる日常的ストレス・マネジメントの方法を伝授する。

677
解離性障害
――「うしろに誰かいる」の精神病理
柴山雅俊
「うしろに誰かいる」という感覚を訴える人たちがいる。高じると自傷行為や自殺を図ったり、多重人格が発症することもある。昨今の解離の症状と治療を解説する。

844
認知症は予防できる
米山公啓
適度な運動にバランスのとれた食事。脳を刺激するゲーム？　いまや認知症は生活習慣の改善で予防できる！認知症の基本から治療の最新事情までがわかる一冊。

919
脳からストレスを消す食事
武田英二
バランスのとれた脳によい食事「ブレインフード」が脳のストレスを消す！　老化やうつに打ち克ち、脳の健康を保つための食事法を、実践レシピとともに提示する。

982
「リスク」の食べ方
――食の安全・安心を考える
岩田健太郎
この食品で健康になれる！　危険だから食べるのを禁止する？　そんなに単純に食べ物の良い悪いは決められない。食品不安社会・日本で冷静に考えるための一冊。

1004
こんなに怖い鼻づまり！
――睡眠障害・いびきの原因は鼻にあり
黄川田徹
睡眠障害、慢性的疲労、集中力低下、運動能力低下、睡眠時無呼吸症候群……個人のＱＯＬにとって大問題である鼻づまりの最新治療法を紹介！

1025
医療大転換
――日本のプライマリ・ケア革命
葛西龍樹
無駄な投薬や検査、患者のたらい回しなどのシステム不全を解決する鍵はプライマリ・ケアにある。家庭医という「あなた専門の医者」が日本の医療に革命を起こす。

1089
つくられる病
――過剰医療社会と「正常病」
井上芳保
高血圧、メタボ、うつ――些細な不調が病気と診断されてしまうのはなぜか。社会に蔓延する「正常病」にその原因を見出し、過剰な管理を生み出す力の正体を探る。

1109
食べ物のことはからだに訊け！
――健康情報にだまされるな
岩田健太郎
○○を食べなければ病気にならない！ 似たような話はたくさんあるけど、それって本当に体によいの？ 巷にあふれる怪しい健康情報を医学の見地から一刀両断。

1118
出生前診断
西山深雪
出生前診断とはどういう検査なのか、何がわかるのか。最新技術を客観的にわかりやすく解説。診断を受けるべきかを迷う人々に、出産への考え方に応じた指針を示す。

1134
大人のＡＤＨＤ
――もっとも身近な発達障害
岩波明
近年「ＡＤＨＤ（注意欠如多動性障害）」と診断される大人が増えている。本書は、症状、診断・治療方法、他の精神疾患との関連などをわかりやすく解説する。

1140
がん幹細胞の謎にせまる
――新時代の先端がん治療へ
山崎裕人
人類最大の敵であるがん。ｉＰＳ細胞に代表される進歩著しい幹細胞研究。両者が出会うことでうまれた「がん幹細胞理論」とは何か。これから治療はどう変わるか。

1155
医療政策を問いなおす
――国民皆保険の将来
島崎謙治
地域包括ケア、地域医療構想、診療報酬改定。２０１８年に大転機をむかえる日本の医療の背景と動向を精細に分析し、医療政策のあるべき方向性を明快に示す。

1208
長生きしても報われない社会
――在宅医療・介護の真実
山岡淳一郎
長期介護の苦痛、看取りの場の不在、増え続ける認知症……。多死時代を迎える日本において、経済を優先して人間をないがしろにする医療と介護に未来はあるのか？

ちくま新書

1261
医療者が語る答えなき世界
――「いのちの守り人」の人類学
磯野真穂
医療現場にはお堅いイメージがある。しかし実際はあいまいで豊かな世界が広がっている。フィールドワークによって明らかにされる医療者の胸の内を見てみよう。

1333-1
持続可能な医療
――超高齢化時代の科学・公共性・死生観
【シリーズ ケアを考える】
広井良典
高齢化の進展にともない増加する医療費を、将来世代にこれ以上ツケ回しすべきではない。人口減少日本の最重要課題に挑むため、医療をひろく公共的に問いなおす。

1333-2
医療ケアを問いなおす
――患者をトータルにみることの現象学
【シリーズ ケアを考える】
榊原哲也
そもそも病いを患うとは、病いを患う人をケアするとはどういうことなのか。患者と向き合い寄り添うために、現象学という哲学の視点から医療ケアを問いなおす。

1333-3
社会保障入門
【シリーズ ケアを考える】
伊藤周平
年金、医療、介護。複雑でわかりにくいのに、この先も不透明。そんな不安を解消すべく、ざっくりとその仕組みを教えます。さらには、労災・生活保障の解説あり。

1333-6
長寿時代の医療・ケア
――エンドオブライフの論理と倫理
【シリーズ ケアを考える】
会田薫子
超高齢化社会におけるケアの役割とは？ 介護現場を丹念に調査し、医者、家族、患者の苦悩をすくいあげ、人生の最終段階における医療のあり方を示す。

1397
知っておきたい腹痛の正体
松生恒夫
中高年のお腹は悲鳴を上げています。急増するストレス性の下痢や胃痛、慢性便秘、難治性疾患……。専門医が、痛みの見分け方から治療、予防法まで解説します。

1415
双極性障害【第2版】
――双極症Ⅰ型・Ⅱ型への対処と治療
加藤忠史
統合失調症と並ぶ精神疾患、双極性障害（双極症）。この病気の性格と対処法とはどのようなものか。最新の研究成果と豊富なQ&Aを収めたロングセラーの第2版。

ちくま新書

1264
汗はすごい
――体温、ストレス、生体のバランス戦略
菅屋潤壹
もっとも身近な生理現象なのに誤解されている汗。大量の汗では痩身も解熱もしない。でも上手にかけばメリットも多い。温熱生理学の権威が解き明かす汗のすべて。

958
ヒトは一二〇歳まで生きられる
――寿命の分子生物学
杉本正信
ストレスや放射能、病原体に打ち勝ち長生きする力は誰にでも備わっている。長寿遺伝子や寿命を支える免疫・修復・再生のメカニズムを解明。長生きの秘訣を探る。

1018
ヒトの心はどう進化したのか
――狩猟採集生活が生んだもの
鈴木光太郎
ヒトはいかにしてヒトになったのか？　道具・言語の使用、文化・社会の形成のきっかけは狩猟採集時代にあった。人間の本質を知るための進化をめぐる冒険の書。

1328
遺伝人類学入門
――チンギス・ハンのＤＮＡは何を語るか
太田博樹
古代から現代までのゲノム解析研究が語る、我々のルーツとは。進化とは、遺伝とは、を根本から問いなおし、人類の遺伝子が辿ってきた歴史を縦横無尽に解説する。

1387
ゲノム編集の光と闇
――人類の未来に何をもたらすか
青野由利
世界を驚愕させた「ゲノム編集ベビー誕生」の発表。生命の設計図を自在に改変する最先端の技術を基礎から解きほぐし、利益と問題点のせめぎ合いを真摯に追う。

1389
中学生にもわかる化学史
左巻健男
世界は何からできているのだろう。この大いなる疑問に挑み続けた道程を歴史エピソードで振り返る。古代哲学者から錬金術、最先端技術のすごさまで！

1425
植物はおいしい
――身近な植物の知られざる秘密
田中修
季節ごとの旬の野菜・果物・穀物から驚きの新品種、香りの効能、認知症予防まで、食べる植物の「すごい」「おもしろい」「ふしぎ」な話題を豊富にご紹介します。

ちくま新書

1432
やりなおし高校地学
——地球と宇宙をまるごと理解する
鎌田浩毅
人類の居場所である地球・宇宙をまるごと学ぼう！ 京大人気No.1教授が贈る、壮大かつ実用的なエッセンスを集めた入門書。日本人に必須の地学の教養がこの一冊に。

1442
ヒトの発達の謎を解く
——胎児期から人類の未来まで
明和政子
イヤイヤ期はなぜ起きる？ 思春期に感情が暴走するのはなぜ？ デジタル化は脳に影響あるの？ ヒトの本質に焦点をあてて、脳と心の成長を科学的に解明する。

1454
やりなおし高校物理
永野裕之
ムズカシイ……。定理、法則、数式と覚えて理解しなきゃいけないことが多い物理。それを図と文章で一気に理解させ、数式は最後にまとめて確認する画期的な一冊。

363
からだを読む
養老孟司
自分のものなのに、人はからだのことを知らない。たまにはからだのことを考えてもいいのではないか。口から始まって肛門まで、知られざる人体内部の詳細を見る。

557
「脳」整理法
茂木健一郎
脳の特質は、不確実性に満ちた世界との交渉のなかで得た体験を整理し、新しい知恵を生む働きにある。この科学的知見をベースに上手に生きるための処方箋を示す。

1566
ダイオウイカvs.マッコウクジラ
——図説・深海の怪物たち
北村雄一
海の男たちが恐怖したオオウミヘビや日本の漁船が引きあげたニューネッシーの正体は何だったのか。深海に蠢く奇々怪々な生物の姿と生態を迫力のイラストで解説。

1607
魚にも自分がわかる
——動物認知研究の最先端
幸田正典
魚が鏡を見て、体についた寄生虫をとろうとする⁉ 「魚の自己意識」に取り組む世界で唯一の研究室が、動物の賢さをめぐる常識をひっくり返す！